Wolfgang Link | Dr. med. Jürgen Voll

Low-Carb bei Nahrungsmittelunverträglichkeiten

30 Rezepte bei Laktoseintoleranz/Fruktoseintoleranz/Zöliakie

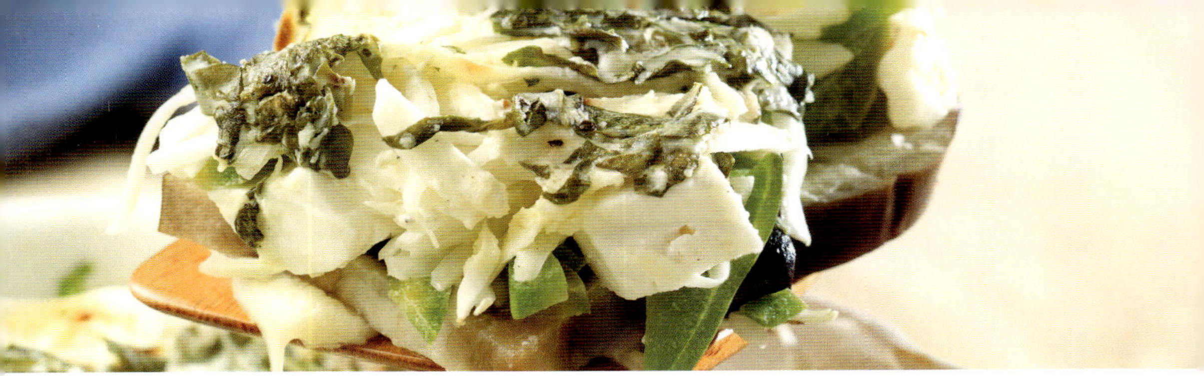

Inhalt

Rezepte

Was ist Low-Carb?

Low-Carb (engl. Abkürzung low = niedrig; carbohydrates = Kohlenhydrate) steht für eine Ernährungsform, bei der die Zufuhr von Kohlenhydraten mit der Nahrung bewusst eingeschränkt wird. Stärke- und zuckerhaltige Lebensmittel lassen unseren Blutzucker- und Insulinspiegel ansteigen. Das für die Verstoffwechselung der Kohlenhydrate benötigte Hormon Insulin wirkt dabei wie ein Masthormon, denn ein hoher Insulinspiegel fördert nicht nur die Fetteinlagerung, sondern hemmt auch die Fettverbrennung. Gleichzeitig sättigen kohlenhydratreiche Mahlzeiten nicht lange und begünstigen insbesondere durch das rasche Auf-und-Ab des Blutzuckers unliebsame Heißhungerattacken. Werden diese regelmäßig mit energiereichen Kohlenhydraten wie zuckerhaltigen Getränken oder Schokocroissants gestillt, sind Übergewicht und dessen Folgeerkrankungen langfristig vorprogrammiert.

AUF DEN PUNKT GEBRACHT: Zu viele und die falschen Kohlenhydrate machen uns dick und krank. Deswegen Low-Carb!

Mit Low-Carb entkommen Sie der Insulinfalle, indem Sie kohlenhydratreiche Lebensmittel wie Weißmehlprodukte (z. B. Weißbrot, Baguette, Toast), Nudeln, Reis, Kartoffeln und Süßigkeiten auf eine kleine Portion am Tag beschränken oder sogar weitestgehend darauf verzichten.

Low-Carb → LOGI

Es gibt heutzutage verschiedene Formen der Low-Carb-Ernährung, die sich mitunter im Ausmaß der Kohlenhydratreduktion unterscheiden können. Die LOGI-Methode ist eine wissenschaftlich fundierte Ernährungsform, bei der die tägliche Kohlenhydratzufuhr moderat auf 80 bis 130 Gramm Kohlenhydrate beschränkt wird.

LOGI STEHT FÜR: »Low Glycemic and Insulinemic Diet« und könnte sinngemäß mit »Ernährungsmethode zur Förderung eines niedrigen Blutzucker- und Insulinwertes« übersetzt werden.

Aufgrund des geringen Insulinbedarfs wird die Einspeicherung von Fett in die Fettdepots gehemmt und die Fettverbrennung gleichzeitig gefördert.

Darüber hinaus stellt LOGI nicht nur eine abwechslungsreiche Nährstoffversorgung sicher, sondern macht auch noch satt und schmeckt!

Die Basis der LOGI-Ernährung bilden ballaststoffreiches Gemüse und Obst in Kombination mit hochwertigen Fetten und Ölen wie Oliven- und Rapsöl. Daneben spielen der Sattmacher Eiweiß (z. B. Eier, Hülsenfrüchte, Milchprodukte, Käse, Fleisch, Fisch) sowie zuckerfreie Getränke (z. B. Mineralwasser oder ungesüßter Tee) eine wichtige Rolle. Ein bis zwei Scheiben

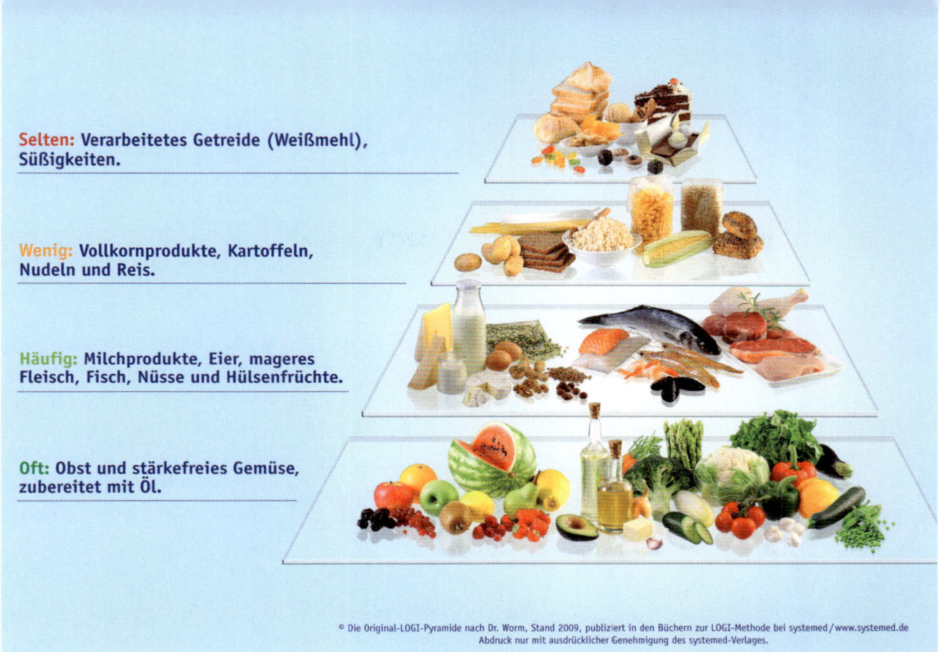

Brot, zwei bis drei kleine Kartoffeln, eine kleine Portion Reis oder ein kleines Stückchen Schokolade am Tag sind aber auch bei LOGI möglich, da kein völliger Verzicht auf Kohlenhydrate erforderlich ist!

LOGI ist die empfohlene Ernährungsmethode für:

- gesundheitsbewusste Erwachsene und Kinder,
- übergewichtige und adipöse Menschen, die abnehmen wollen und, was oftmals die viel größere Herausforderung darstellt, ihr Gewicht anschließend halten wollen,
- Patienten mit metabolischem Syndrom, bei denen bauchbetontes Übergewicht, hoher Blutdruck sowie erhöhte Blutfett- und Blutzuckerwerte nebeneinander auftreten,
- (übergewichtige) Typ-2-Diabetiker, da bei ihnen dank der LOGI-Ernährung oft sogar die Diabetesmedikation reduziert werden kann.

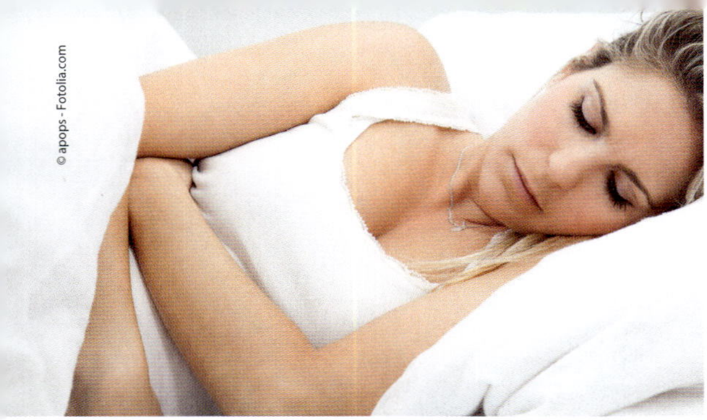

© apops - Fotolia.com

Nahrungsmittelunverträglichkeiten – »Wenn der Darm rebelliert«

Unter dem Begriff »Nahrungsmittelunverträglichkeiten« bzw. »Nahrungsmittelintoleranzen« wird ein großes Spektrum an unterschiedlichen Magen-Darm-Beschwerden zusammengefasst. Schätzungsweise 15 bis 20 Prozent der Deutschen reagieren nach dem Verzehr bestimmter Speisen oder Getränke mit Bauchschmerzen, Blähungen, Völlegefühl oder unblutigen Durchfällen. Diese Symptome können bei jedem Patienten unterschiedlich stark ausgeprägt sein und werden nicht immer gleich mit dem eben getrunkenen Milchshake oder dem zuvor verspeisten Obstsalat in Verbindung gebracht. Haben Sie schon länger den Verdacht, bestimmte Lebensmittel nicht richtig zu vertragen, weil Sie nach dem Essen öfter von Bauchschmerzen & Co. geplagt werden? Dann kann es ganz hilfreich sein, wenn Sie über den Zeitraum von zwei Wochen ein Ernährungsprotokoll führen und darin genau dokumentieren, was Sie wann in welcher Menge essen oder trinken und welche Beschwerden Sie anschließend verspüren. Dies führt Sie und Ihren Arzt oftmals schon auf die richtige Fährte, ob und welche Nahrungsmittelunverträglichkeit möglicherweise bei Ihnen vorliegen könnte.

Low-Carb und Nahrungsmittelunverträglichkeiten

Wenn Sie an einer Nahrungsmittelunverträglichkeit leiden, müssen Sie sich in Ihrer täglichen Ernährung häufig an eine Vielzahl von Regeln und Vorgaben halten, die die Lebensqualität sicherlich beeinträchtigen können. Dennoch wollen Sie auch von den gesundheitlichen Vorteilen einer Low-Carb-Ernährung profitieren, die Ihnen auf den ersten Blick aber sogar noch zusätzliche Auflagen bzw. Einschränkungen beschert. Dieser Ratgeber liefert Ihnen neben wichtigen Hintergrundinformationen zu den drei bedeutsamen Nahrungsmittelunverträglichkeiten Laktose- und Fruktoseintoleranz und Zöliakie auch alltagstaugliche Rezepte, die zeigen, dass eine Low-Carb-Ernährung selbst bei der Unverträglichkeit bestimmter Lebensmittel möglich ist!

Laktoseintoleranz

Die Laktoseintoleranz wird oft erst im Laufe des Lebens erworben und kommt daher mit zunehmendem Alter häufiger vor. In Europa sind ungefähr 10 bis 20 Prozent und im asiatischen Raum sogar bis zu 90 Prozent der Erwachsenen von dieser Nahrungsmittelunverträglichkeit betroffen.

Dem Patienten fehlt im Dünndarm das Enzym Laktase, welches im Normalfall für die Verdauung des Milchzuckers (Laktose) aus der Nahrung notwendig ist. Besteht ein Mangel an Laktase, gelangt der Milchzucker unverdaut in den Dickdarm. Dort angekommen vergären Darmbakterien die Laktose und setzen dabei kurzkettige Fettsäuren, Methan, Kohlendioxid und Wasserstoff frei, die beim Patienten dann lästige Blähungen, Bauchschmerzen und Durchfall verursachen. Es wird Betroffene sicher beruhigen, wenn sie wissen, dass Symptome wie Bauchschmerzen zwar sehr störend und unangenehm sind, ihr Darm jedoch keinen Schaden nimmt, wenn Sie auch mal ein Glas Milch trinken!

Unterschied zwischen der Milchzuckerunverträglichkeit und der Milchallergie

Die Milchzuckerunverträglichkeit wird von Laien häufig mit der Milchallergie verwechselt, obwohl es sich um zwei völlig unterschiedliche Krankheitsbilder handelt. Die Milchallergie ist immunologisch vermittelt und betrifft hauptsächlich die in der Milch vorkommenden Eiweiße (z.B. Kasein). Die allergische Sofortreaktion des Immunsystems kann sich dabei mit Haut- und Schleimhautschwellungen bis hin zum lebensbedrohlichen allergischen Schock äußern. Die Milchunverträglichkeit (Laktoseintoleranz) ist dagegen auf den Zucker Laktose zurückzuführen, der aufgrund des fehlenden Enzyms Laktase nicht gespalten werden kann.

Wo ist der Milchzucker überall enthalten?

Im Kindes- und Erwachsenenalter sind es in erster Linie Kuhmilch und Kuhmilchprodukte, auf die der Patient sein Augenmerk richten sollte, wenn der begründete Verdacht auf eine Laktoseintoleranz besteht. Vollmilch, Magermilch, Kondensmilch, Schlagsahne, Quark und Joghurt spielen bei vielen Menschen eine große Rolle in der täglichen Ernährung und gehören daher zu den wichtigsten Laktosequellen, die für Aufruhr im Darm sorgen können.

Wenn Sie an einer Laktoseintoleranz leiden, macht es allerdings keinen Sinn, von Kuhmilch auf Ziegen-, Schafs- oder Stutenmilch auszuweichen, denn jede Tiermilch enthält Milchzucker – ohne Ausnahme!

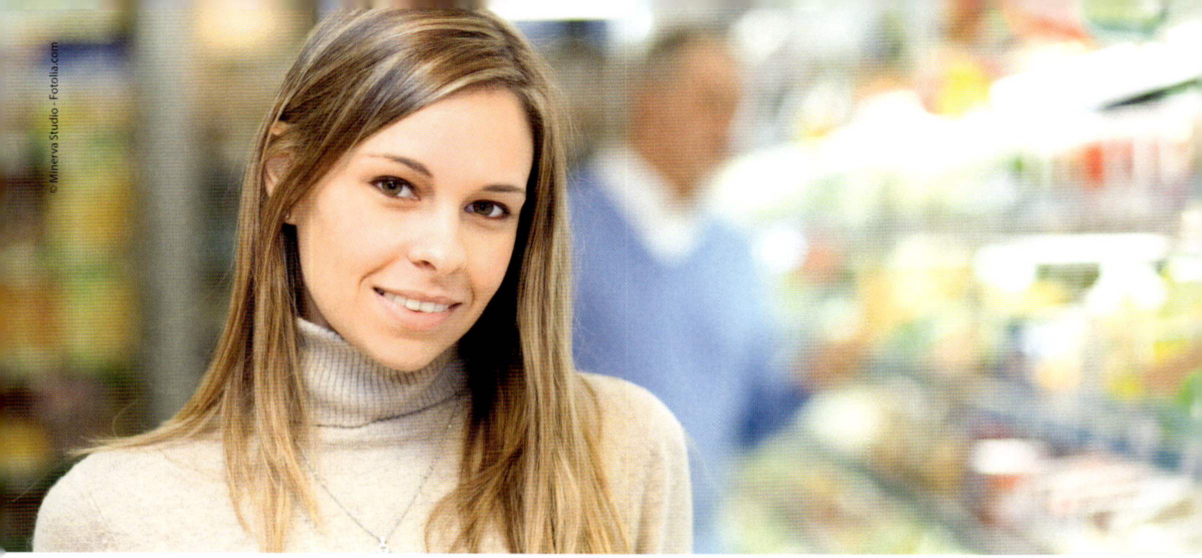

© Minerva Studio - Fotolia.com

Auch die Laktose aus der Überproduktion von Milch (35–52 g Laktose/100 g Milchpulver) findet den Weg in unsere Nahrungsmittel, da die Lebensmittelindustrie den Milchzucker aufgrund seiner hervorragenden Eignung als Füllstoff oder Volumengeber für sich entdeckt hat. In vielen industriell verarbeiteten Lebensmitteln wie abgepackten Wurst- und Fleischwaren, Backwaren, Instantgetränken, Suppen, Saucen, Gewürzmischungen, Salatdressings, Nuss-Nougat-Creme, Senf, Ketchup, Mayonnaise, Desserts und Süßigkeiten ist daher häufig Laktose enthalten, die dem Betroffenen dann Darmbeschwerden bereitet.

Denken Sie bei der Identifizierung von versteckten Laktosequellen auch an Arzneimittel! Homöopathische Tabletten bestehen sogar zu nahezu 100 Prozent aus Laktose. Die enthaltenen Absolutmengen in Medikamenten sind jedoch so niedrig, dass die meisten Menschen sie erfahrungsgemäß ohne Probleme vertragen.

Achten Sie also immer aufmerksam auf die Verpackungsangabe um herauszufinden, ob Milchzucker im jeweiligen Produkt enthalten ist oder nicht. Die Laktose ist zwar ein kennzeichnungspflichtiger Inhaltsstoff, der auf dem Lebensmittel deklariert werden muss, kann sich aber auch hinter anderen Begriffen wie z.B. Laktit (E966), Lactose-Monohydrat, Lactose $1H_2O$/Monohydrat, Rahm, Sahne, Crème fraîche oder Topfen verstecken. Entdecken Sie auf der Verpackung eines Lebensmittels den Vermerk »Kann Spuren von Laktose enthalten«, werden diese Produkte im Allgemeinen trotzdem gut vertragen.

Low-Carb bei Laktoseintoleranz

Bei Milchzuckerunverträglichkeit kann die Basis der Low-Carb-Ernährung, also Gemüse und Obst, Öle und Fette sowie zuckerfreie Getränke (z.B. Mineralwasser, ungesüßter Tee oder Kaffee) unverändert beibehalten werden, da diese komplett laktosefrei sind. Auch Vollkornprodukte enthalten keinen Milchzucker und können ein- bis zweimal pro Tag in kleinen Portionen verzehrt werden.

Fleisch, Fisch, Eier und Hülsenfrüchte sind ebenfalls milchzuckerfrei und sollten daher weiterhin als wertvolle Eiweißquellen in die Low-Carb-Kost eingebaut werden.

Milchprodukte wie z. B. Quark und Joghurt liefern nicht nur reichlich Eiweiß, sondern sind darüber hinaus auch wichtige Nahrungsquellen für Kalzium, welches u. a. für die Knochengesundheit unverzichtbar ist. Zum Leidwesen des Laktoseintoleranzpatienten bereitet ihm diese ernährungsphysiologisch hochwertige Lebensmittelgruppe aber unangenehme Beschwerden, weshalb er künftig besonders achtsam mit diesen Nahrungsmitteln umgehen sollte.

Das bedeutet aber nicht zwangsläufig, dass Sie komplett auf diese Säule in Ihrer Ernährung verzichten müssen, sondern Sie sollten vielmehr diejenigen Milchprodukte, die weiterhin vertragen werden, so weit wie möglich in Ihrer Ernährung beibehalten.

»MinusL« oder »LAC« – laktosefreie Produkte im Supermarkt

Unter der Bezeichnung »MinusL« oder »LAC« finden Sie im Supermarkt laktosefreie Produkte, bei denen der Milchzucker bereits während des Fertigungsprozesses in der Molkerei gespalten wird. Diese Angebote können zwar eine willkommene Hilfestellung gerade für neu diagnostizierte Patienten darstellen, Sie sind als laktoseintoleranter Verbraucher jedoch nicht zwangsläufig auf solche Erzeugnisse angewiesen. Wenn Sie sich aus der breiten Palette der Spezialprodukte bedienen möchten, kann ein Griff zur laktosefreien Milch aber ganz sinnvoll sein.

Tipps für Außer-Haus-Einladungen oder Restaurantbesuche

Welche Möglichkeiten haben Sie, wenn Sie eingeladen sind und nicht wissen, ob in den Speisen Ihres Gastgebers Laktose enthalten ist? Für solche Einladungen oder auch für Restaurantbesuche können Sie unmittelbar vor dem Essen ein Laktasepräparat einnehmen, welches in Ihrer Apotheke erhältlich ist. Die fehlende körpereigene Laktase wird ersetzt und ermöglicht so einen unbeschwerten Genuss von milchzuckerhaltigen Speisen und Getränken.

Auf die Dosis kommt es an!

Kleinere Mengen Laktose werden auch von Patienten mit bekannter Laktoseintoleranz problemlos vertragen. Die Schwelle, wie viel Milchzucker toleriert wird, ist dabei jedoch individuell unterschiedlich. Sie kann weder vorhergesagt noch berechnet werden, sondern muss schlichtweg durch den Verzehr des Lebensmittels ausgetestet werden.

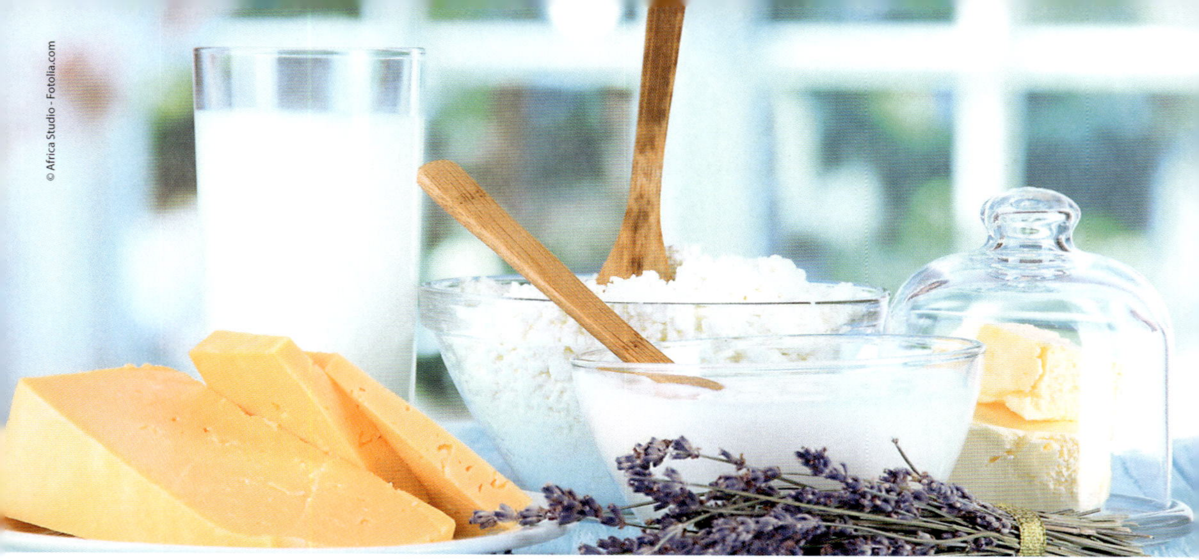

Alte, lang gereifte Käsesorten wie Bergkäse, Greyerzer, Emmentaler, Parmesan oder Edamer sind oft gut verträglich, da die Laktose während der langen Reifezeit des Käses bereits größtenteils abgebaut wird. Frisch-, Weich- und Schmelzkäse sind aufgrund ihrer kürzeren Reifezeit hingegen milchzuckerreicher. Von letzteren könnten Sie jedoch vorsichtig eine kleinere Menge probieren, um Ihre individuelle Verträglichkeit auszutesten. Ricotta, Mozzarella und Feta sind oft fast laktosefrei. In den Mittelmeerländern kommt die Milchzuckerunverträglichkeit häufiger vor, und dies wird bereits bei der Produktion berücksichtigt. Griechischer Mozzarella beispielsweise wird anders fermentiert als deutscher Mozzarella und ist somit auch für Patienten mit Laktoseintoleranz gut verträglich.

Der Laktosegehalt im Joghurt kann sehr stark variieren, was mitunter auf den unterschiedlichen Herstellungsprozess zurückzuführen ist. Probiotischer Joghurt, der im Allgemeinen gut vertragen wird, enthält lebende Bakterienstämme, die den Milchzucker im Joghurt weiter abbauen.

Butter beeinträchtigt das Wohlbefinden von Patienten meistens nicht, da ihr Laktosegehalt sehr niedrig ist.

Ähnliches gilt auch für die Bitterschokolade, die im Gegensatz zur Vollmilchschokolade nur einen geringen Anteil an Laktose aufweist. So kann ein Stückchen Bitterschokolade auch vom Laktoseintoleranzpatienten im Rahmen seiner Low-Carb-Ernährung gerne gelegentlich genossen werden.

Enthält ein Lebensmittel weniger als 0,1 g Laktose/100 g Lebensmittel, darf es als »laktosefrei« bezeichnet werden. Patienten mit Laktoseintoleranz vertragen aber auch Gehalte bis zu 1 g Laktose/100 g Lebensmittel und einige sogar bis zu 5 g Laktose/100 g Lebensmittel recht gut.

Lebensmittel und ihr Milchzuckergehalt

Lebensmittel	g Laktose je 100 g LM
Milch und Milchprodukte	
Molke, Molkengetränke	2,0–5,6 g
Kuhmilch, 1,5 % Fett	4,9 g
Kuhmilch, 3,5 % Fett	4,8 g
Kondensmilch, 10 % Fett	2,5 g
Kondensmilch, 7,5 % Fett	1,9 g
Kondensmilch, 4 % Fett	2,2 g
Dickmilch, vollfett	4,0 g
Dickmilch, teilentrahmt	4,1 g
Buttermilch	4,0 g
Streichfähiger Schmelzkäse, Dreiviertelfettstufe	5,7 g
Creme/Schmand, 40 % Fett	2,0 g
Kefir, teilentrahmt	4,1 g
Kefir, vollfett	4,0 g
Kaffeesahne, 10 % Fett	4,0 g
Quark, Fettstufe	3,2 g
Quark, Halbfettstufe	3,6 g
Quark, Magerstufe	4,0 g
Joghurt mit Sahne	2,8 g
Joghurt, entrahmt	3,1 g
Joghurt, teilentrahmt	3,0 g
Joghurt, vollfett	3,0 g
Joghurt, 10 % Fett	2,7 g

Tricks zur besseren Verträglichkeit von laktosehaltigen Lebensmitteln

- Milchprodukte sind oft besser verträglich, wenn Sie sie nicht isoliert, sondern in Kombination mit anderen Lebensmitteln wie z. B. Obst verzehren.
- Durch das Nachreifen von Joghurt und Kefir für ein bis zwei Tage über das Mindesthaltbarkeitsdatum hinaus ist eine Reduktion des Laktosegehalts erzielbar.
- Dem laktosehaltigen Nahrungsmittel (z. B. Milch, Frischkäse) kann ein flüssiges Laktasepräparat zugesetzt und dieses für zwölf Stunden in den Kühlschrank gestellt werden. Laktasepräparate ersetzen das fehlende körpereigene Enzym, und die Spaltung des Milchzuckers findet bereits außerhalb des Körpers statt. Auf diese Weise brauchen Sie zukünftig trotz Laktoseunverträglichkeit nicht auf Ihre Lieblingsquarkspeise verzichten.

Alternative Eiweiß- und Kalziumlieferanten

Entdecken Sie neue eiweiß- und kalziumhaltige Lebensmittel für sich! Da Milch und Milchprodukte zwar wichtige Kalziumlieferanten darstellen, die bei der Laktoseunverträglichkeit nun allerdings z. T. als solche wegfallen, muss der Patient seinen Bedarf an diesem Mineralstoff künftig auch über kalziumhaltiges Mineralwasser (Empfehlung > 300 mg Kalzium/l) oder Gemüse wie Brokkoli, Spinat, Kohlrabi oder Grünkohl decken. Als wertvolle pflanzliche Eiweißquellen können Sie z. B. Sojaprodukte (Sojamilch, Sojasahne, Sojajoghurt) verwenden. Seien Sie mutig und experimentierfreudig: Probieren Sie doch mal aus, ob Ihnen Sojamilch im Kaffee schmeckt!

Fruktoseintoleranz

Fast jeder dritte Mitteleuropäer kann den Fruchtzucker (Fruktose) der Nahrung nur begrenzt oder überhaupt nicht aus dem Darm ins Blut aufnehmen. Die Ursache hierfür ist der Defekt eines Transportsystems, mit dessen Hilfe die Fruktose in die Dünndarmzelle geschleust wird.

Kann die Fruktose nicht aufgenommen werden, gelangt sie in den Dickdarm und wird dort von den Bakterien u.a. zu Kohlendioxid, Wasserstoff und Methan verstoffwechselt, was mit lästigen Beschwerden wie Völlegefühl, Bauchschmerzen und Durchfall einhergehen kann. Aber auch für die Fruktoseintoleranz gilt, dass Ihre Gesundheit nicht nachhaltig geschädigt wird, selbst wenn Sie mal einen Naturapfelsaft trinken. Gesunde vertragen täglich problemlos 30 Gramm Fruchtzucker oder mehr. Bei Patienten mit Fruktoseintoleranz liegt die Schwelle, ab der Fruchtzucker zu Beschwerden führt, zwischen ein und zehn Gramm und sollte individuell ausgetestet werden.

Welche Lebensmittel enthalten Fruchtzucker?

Fruchtzucker ist vor allem in Obst, Obstsäften sowie Honig enthalten, und Trockenobst gehört zu den wahren »Fruktosebomben«. Auch im Gemüse kann Fruktose in relevanter Menge enthalten sein.

In der Lebensmittelindustrie ist Fruktose ein beliebter Zusatzstoff, da er süßer und billiger als herkömmlicher Haushaltszucker ist. Gebäck, Fruchteis, Konfitüre, Brotaufstriche und Süßigkeiten haben daher oftmals einen hohen Fruktosegehalt und werden von Betroffenen demzufolge oft schlecht vertragen. Der Verzehr von sorbitreichen Lebensmitteln sollte bei Fruktoseintoleranz eingeschränkt werden, da Sorbit und Fruktose um dasselbe Transportsystem konkurrieren und dadurch die Aufnahme von Fruktose aus dem Darm zusätzlich vermindert wird. Sorbit (E420) ist ein Zuckeraustauschstoff, der als Süßungs- und Feuchthaltemittel in vielen industriell gefertigten Lebensmitteln, vor allem in Diabetiker- und Lightprodukten, zuckerfreien Bonbons und Kaugummis verwendet wird. Natürlicherweise kommt er in Trockenobst vor. Wenn Sie beispielsweise einen sorbithaltigen Kaugummi kauen und zeitnah einen (fruktosehaltigen) Fruchtsaft trinken, können Ihre Bauchschmerzen folglich noch viel heftiger als gewohnt ausfallen.

Low-Carb bei Fruktoseintoleranz

Bei einer Fruchtzuckerunverträglichkeit können Sie folgende Lebensmittel weiterhin unbeschwert genießen und sich gleichzeitig nach Low-Carb ernähren, da diese komplett fruktosefrei sind: Milch, natürliche Milchprodukte, Käse, Fleisch, Fleischprodukte, Fisch, Eier, naturbelassene Fette und Öle, Tee, Kaffee oder Mineralwasser.

Aufpassen müssen Sie zukünftig auf die richtige Auswahl von Obst und Gemüse. Es gibt nach wie vor ausreichend Gemüse- und Obstsorten, die Sie auch bei Fruktoseintoleranz beschwerdefrei verzehren und in bunte, abwechslungsreiche Low-Carb-Gerichte einbauen können (siehe Tabelle auf Seite 14). Planen Sie auch bei bestehender Fruktoseintoleranz täglich drei Portionen Gemüse und zwei Portionen Obst in Ihre Ernährung ein.

Was kann ich tun, damit ich Fruktose besser vertrage?

Traubenzucker (Glukose) fördert die Aufnahme von Fruktose dadurch, dass Glukose die Aktivität des Fruktosetransportsystems stimulieren kann. Wenn Sie also gleichzeitig Glukose aufnehmen, können Sie so die Aufnahme von Fruktose steigern.

Aus diesem Grund wird normaler Haushaltszucker im Allgemeinen besser vertragen als Fruktose allein, da dieser aus Glukose und Fruktose im Verhältnis 1 : 1 besteht. Vor dem Hintergrund einer Low-Carb-Ernährung erscheint es aber wenig sinnvoll, das Obst zur besseren Verträglichkeit mit Zucker zu bestreuen!

Wählen Sie vielmehr von vornherein jene Gemüse- und Obstsorten aus, die mehr Glukose als Fruktose enthalten. Günstig ist dabei ein Glukose-Fruktose-Verhältnis von ≥ 1 : 1.

Aus der Tabelle auf Seite 14 können Sie entnehmen, dass z. B. Aprikosen, Honigmelonen oder Mandarinen ein günstiges Glukose-Fruktose-Verhältnis aufweisen und folglich auch bei Patienten mit Fruktoseintoleranz auf dem Speiseplan stehen können.

Zu den ungünstigen Obstsorten zählen hingegen Äpfel, Birnen, Mangos oder die Beerenfamilie (z. B. Erdbeeren, Himbeeren, Johannisbeeren). Auch wenn zuckerarme Obstsorten wie z. B. die Beeren unter LOGI-Gesichtspunkten stets als bevorzugte Lebensmittel erwähnt werden, sind sie für Betroffene leider nicht geeignet und somit zu meiden.

Der Fruchtzucker im Obst wird bekömmlicher, wenn Sie die Früchte nicht roh verzehren, sondern sie beispielsweise zu Obstkompott dünsten. Darüber hinaus ist Obst besser verträglich, wenn es nach einer Hauptmahlzeit konsumiert wird. Aber auch hier gilt, dass Sie vorsichtig Ihre individuelle Schwelle austesten sollten.

Geeignete Obst- und Gemüsesorten im Rahmen einer Low-Carb-Ernährung bei Fruchtzuckerunverträglichkeit (Glukose-Fruktose-Verhältnis ≥ 1 : 1)

Lebensmittel pro 100 g	Glukose-gehalt (in g)	Fruktose-gehalt (in g)
Kirsche, süß*	7,0	6,1
Banane*	3,6	3,4
Grapefruit	2,4	2,1
Zitrone	1,4	1,4
Mandarine	1,7	1,3
Aprikose	1,7	0,09
Pflaume	3,4	2,0
Honigmelone	1,6	1,3
Spinat	0,14	0,13
Zwiebel	1,7	1,4
Weißkohl	2,0	1,8
Kartoffel	0,24	0,17
Rhabarber	0,04	0,04
Gurke	0,09	0,09
Kohlrabi	1,4	1,2
Möhre	1,4	1,3
Radieschen	1,3	0,07
Blumenkohl	0,1	0,09
Brokkoli	1,1	1,1
Chinakohl	0,07	0,05
Feldsalat	0,04	0,02
Fenchel	1,3	1,1
Rosenkohl	0,09	0,08
Rotkohl	1,7	1,3
Wirsing	1,1	1,1
Paprikaschote, grün	1,4	1,3
Aubergine	1,0	1,0
Pfifferlinge	0,01	0,01
Steinpilz	0,02	0,02
Erbse	0,01	0,01
Sojabohne	0,005	0

Lebensmittel, die zwar zur Low-Carb-Ernährung passen, aber für Patienten mit Fruchtzuckerunverträglichkeit ungeeignet sind (Glukose-Fruktose-Verhältnis < 1 : 1)

Lebensmittel pro 100 g	Glukose-gehalt (in g)	Fruktose-gehalt (in g)
Apfel	2,0	5,7
Birne	1,7	6,7
Mango	0,09	2,6
Wassermelone	2,0	3,9
Himbeere	1,8	2,1
Heidelbeere/Blaubeere	2,5	3,4
Johannisbeere, schwarz	2,4	3,1
Erdbeere	2,2	2,3
Pfirsich	1,0	1,2
Orange	2,3	2,6
Kiwi	4,3	4,6
Ananas	2,1	2,4
Lauch/Porree	1,0	1,2
Artischocke	0,08	1,7
Tomate	1,1	1,4
Zucchini	1,0	1,1
Bohne, grün	0,09	1,3

*bei Low-Carb aufgrund des hohen Kohlenhydratanteils täglich nicht mehr als eine Banane oder eine Handvoll Kirschen verzehren

Zöliakie

Die Begriffe »Zöliakie« oder »Einheimische Sprue« beschreiben beide eine vererbbare Dünndarmerkrankung, die durch den Verzehr glutenhaltiger Lebensmittel ausgelöst wird. Ungefähr jeder 500. Mensch in unseren Breitengraden ist betroffen, 70 Prozent davon sind Frauen. Bei dieser Erkrankung löst das Klebereiweiß Gluten, welches in den meisten Getreidesorten enthalten ist, eine Immunreaktion im Darm aus, die durch chronische Entzündungsprozesse zu einer gravierenden Schädigung der Darmschleimhaut führen kann. Als negative Konsequenz wird beim Zöliakiekranken die funktionsfähige Darmoberfläche, die noch für die Verdauung und Aufnahme der Nährstoffe zur Verfügung steht, drastisch verringert.

Dadurch kommt es nach dem Verzehr glutenhaltiger Lebensmittel zu den klassischen Beschwerden wie Blähungen, Bauchschmerzen und Durchfall. Schwere Mangelerscheinungen bis hin zu tödlichen Verläufen können die Folge sein, wenn die Zöliakie nicht rechtzeitig erkannt wird.

Welche Lebensmittel enthalten Gluten?

Gluten kommt nicht nur in bekannten Getreidesorten wie Weizen, Dinkel, Hafer, Gerste und Roggen vor, sondern ist auch in den eher unbekannten Sorten wie z.B. Grünkern, Kammut, Emmer, Triticale und Einkorn enthalten. Diese Getreide müssen Sie bei bestehender Zöliakieerkrankung unbedingt meiden.

Gluten geliert, emulgiert, stabilisiert, bindet Wasser und ist ein Aromaträger. Aufgrund dieser lebensmitteltechnologisch wünschenswerten Eigenschaften ist Gluten in vielen Fertigprodukten enthalten. Hier lohnt sich ein Blick auf das Zutatenverzeichnis. Laut aktuell gültiger Lebensmittelkennzeichnungsverordnung muss das Wort »Gluten« nicht explizit in der Zutatenliste aufgeführt werden. Deswegen sollten Sie unbedingt alle glutenhaltigen Getreidearten wie Weizen, Dinkel, Hafer, Gerste, Roggen, Einkorn, Kamut namentlich kennen. Lebensmittel dürfen als »glutenfrei« bezeichnet werden, wenn sie beim Verkauf an den Endverbraucher einen Glutengehalt von höchstens 20 mg/kg (= 20 ppm) aufweisen. Achten Sie beim Lebensmitteleinkauf daher auf das Symbol der »durchgestrichene Ähre«. Wenn Sie Lebensmittel mit diesem Symbol kaufen, sind Sie stets auf der sicheren Seite. Noch günstiger ist es natürlich, komplett auf industriell verarbeitete Lebensmittel zu verzichten.

Low-Carb bei Zöliakie

Ist die Diagnose erst einmal gestellt, müssen Sie konsequent und lebenslang auf jegliche glutenhaltige Lebensmittel verzichten. Eine medikamentöse Behandlung ist nicht möglich. Bereits wenige Brotkrümel reichen aus, um Beschwerden zu verursachen! Für eine Familie bedeutet dies zum Beispiel, dass gesunde und zöliakieerkrankte Familienmitglieder keinesfalls die gleichen Küchengeräte verwenden dürfen und dass das Geschirr sowie das Besteck der Betroffenen strengstens von glutenhaltigen Speisen zu trennen ist.

Im Prinzip muss der Zöliakiepatient genauestens bei der Auswahl kohlenhydrathaltiger Nahrungsmittel aufpassen. Im Folgenden sind einige Lebensmittel aufgeführt, die in der Ernährung des Zöliakieerkrankten strengstens verboten sind. Unabhängig davon kommt der Verzicht auf diese Lebensmittel gleichzeitig auch Ihrer Low-Carb-Ernährung entgegen. Mais, Reis, Hirse, Buchweizen, Amarant, Kartoffeln sowie Quinoa sind hingegen glutenfrei und können auf eine kleine Portion am Tag reduziert in die Mahlzeiten eingebaut werden. Eine besondere Vorsicht ist gegenüber dem »Eiweiß- oder Low-Carb-Brot« angebracht, da dieses mitunter hohe Mengen Gluten enthalten kann und daher auf jeden Fall gemieden werden sollte.

Alle naturbelassenen Lebensmittel wie Gemüse und Obst, hochwertige Fette und Öle, Milch und Milchprodukte, Fisch und Fleisch, Hülsenfrüchte oder Nüsse sowie zuckerfreie Getränke können Sie weiterhin bedenkenlos zu sich nehmen.

*aufgrund des hohen Kohlenhydratanteils täglich nur 2–3 kleine Kartoffeln oder eine kleine Portion Reis, Mais, Amarant, Quinoa, Hirse oder Buchweizen

Verbotene und erlaubte Lebensmittel bei Zöliakie im Rahmen einer Low-Carb-Ernährung

Beispiele verbotener Lebensmittel

- Weizen, Roggen, Gerste, Hafer, Grünkern, Dinkel, Urkornarten (wie Kamut, Einkorn)
- Mehl, Grieß, Graupen, Stärke
- Flocken (Müsli)
- Paniermehl
- Teigwaren, Brot, Brötchen, Baguette
- Gnocchi
- Paniertes Fleisch, panierter Fisch
- Pizza, Nudeln, Knödel
- Kuchen, Torten
- Blätterteigteilchen, Hefestückchen
- Kekse, Müsliriegel
- Salzstangen, Eiswaffeln
- Knabbergebäck
- Bier, Malzbier

Beispiele erlaubter Lebensmittel

- Alle Obst- und Gemüsesorten
- Milch, Naturjoghurt, Buttermilch, Quark, Butter, Frischkäse (natur)
- Naturkäse, Mozzarella
- Hochwertige Fette und Öle
- Fleisch, Fisch und Meeresfrüchte
- Salate, Nüsse, Hülsenfrüchte
- Tofu, Sojamilch
- Zuckerfreie Getränke (wie z. B. Tee, Wasser), Wein, Sekt
- Kartoffeln*, Reis*, Mais*, Amarant*, Quinoa* , Hirse*, Buchweizen*

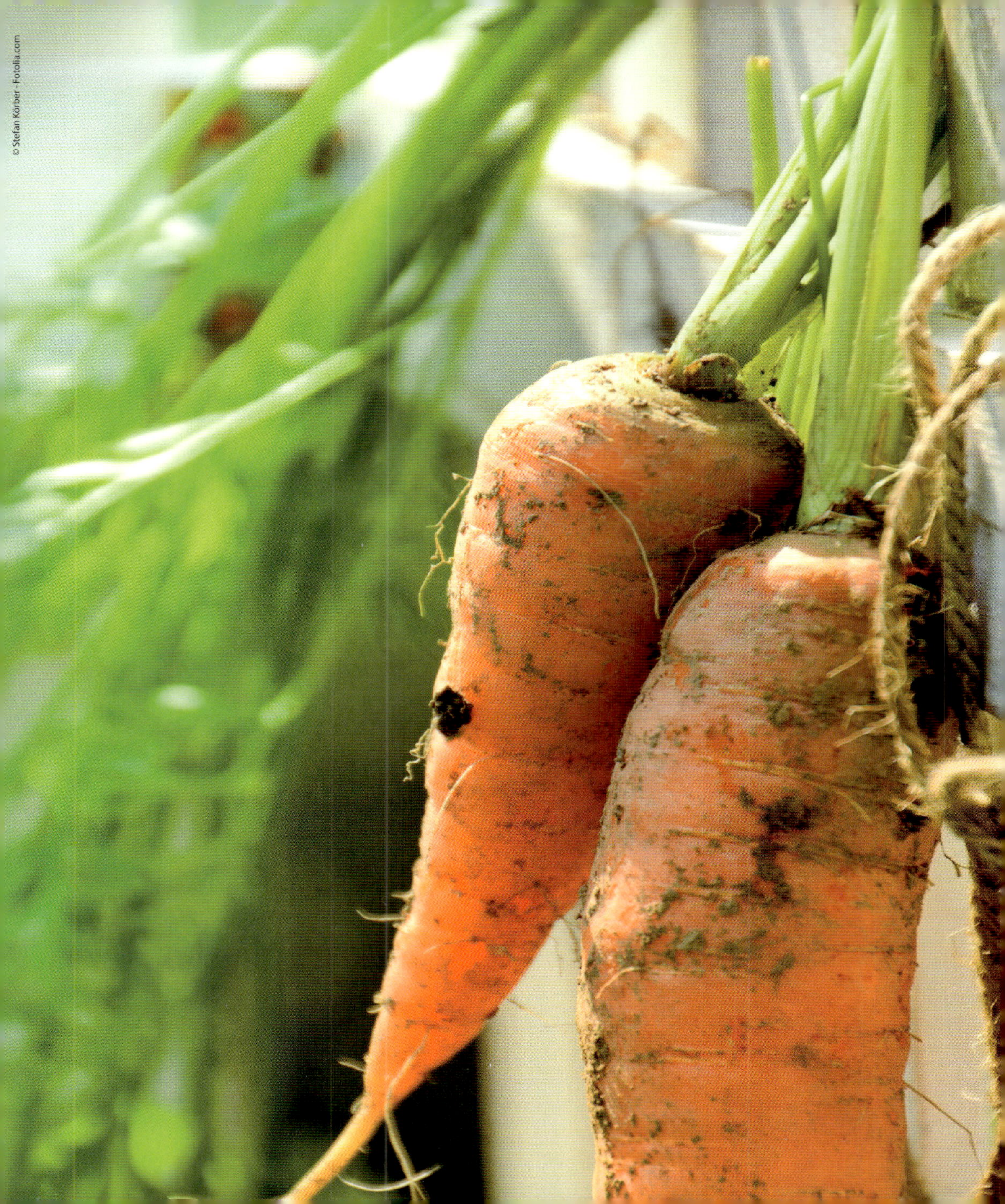

Kichererbsensuppe mit Kokoshuhn

FÜR 4 PERSONEN

- 3 Schalotten
- 1 Knoblauchzehe
- 4 EL Rapsöl
- 1 Bund Lauchzwiebeln
- 1 Stange Staudensellerie
- 1 rote Paprika
- 280 g Kichererbsen (Dose)
- 600 ml Hühnerbrühe
- 100 ml Kokosmilch
- ½ Bund frische Blattpetersilie
- 2 EL Limettensaft
- 250 g Hähnchenbrust
- 2 EL Kokosraspel
- Curry und Salz nach Geschmack

1 Portion (435 g): 380 kcal, 28 g Eiweiß (30 E%), 25 g Fett (58 E%), 11 g Kohlenhydrate (12 E%)

01 Schalotten und Knoblauch schälen und in feine Würfel schneiden. 1 EL Öl in einem Topf erhitzen und die Würfel darin anschwitzen. Lauchzwiebeln, Sellerie und Paprika waschen und putzen, in 2 cm große Stücke schneiden und ebenfalls in den Topf geben.

02 Kichererbsen in einem Sieb abtropfen lassen, kurz mit Wasser überbrausen und zu dem Gemüse geben. Mit der Hühnerbrühe auffüllen und aufkochen lassen.

03 Die Suppe bei geringer Hitze ca. 10 Minuten köcheln lassen. Anschließend mit einem Stabmixer pürieren, und dabei die Kokosmilch zur Suppe geben. Danach nicht mehr kochen lassen!

04 Petersilie waschen, entstielen und fein hacken.

05 Die Suppe mit Limettensaft, Curry sowie Salz würzen und mit der klein gehackten Petersilie garnieren.

06 Die Hähnchenbrust waschen, trocken tupfen und in 1 cm dicke Streifen schneiden. Die Hähnchenstreifen salzen und anschließend in den Kokosraspeln wenden.

07 3 EL Öl in einer Pfanne erhitzen und die Hähnchenstreifen ca. 3–4 Minuten von allen Seiten goldbraun braten.

08 Die Suppe in tiefen Tellern anrichten, die Kokoshuhnstreifen hineingeben und servieren.

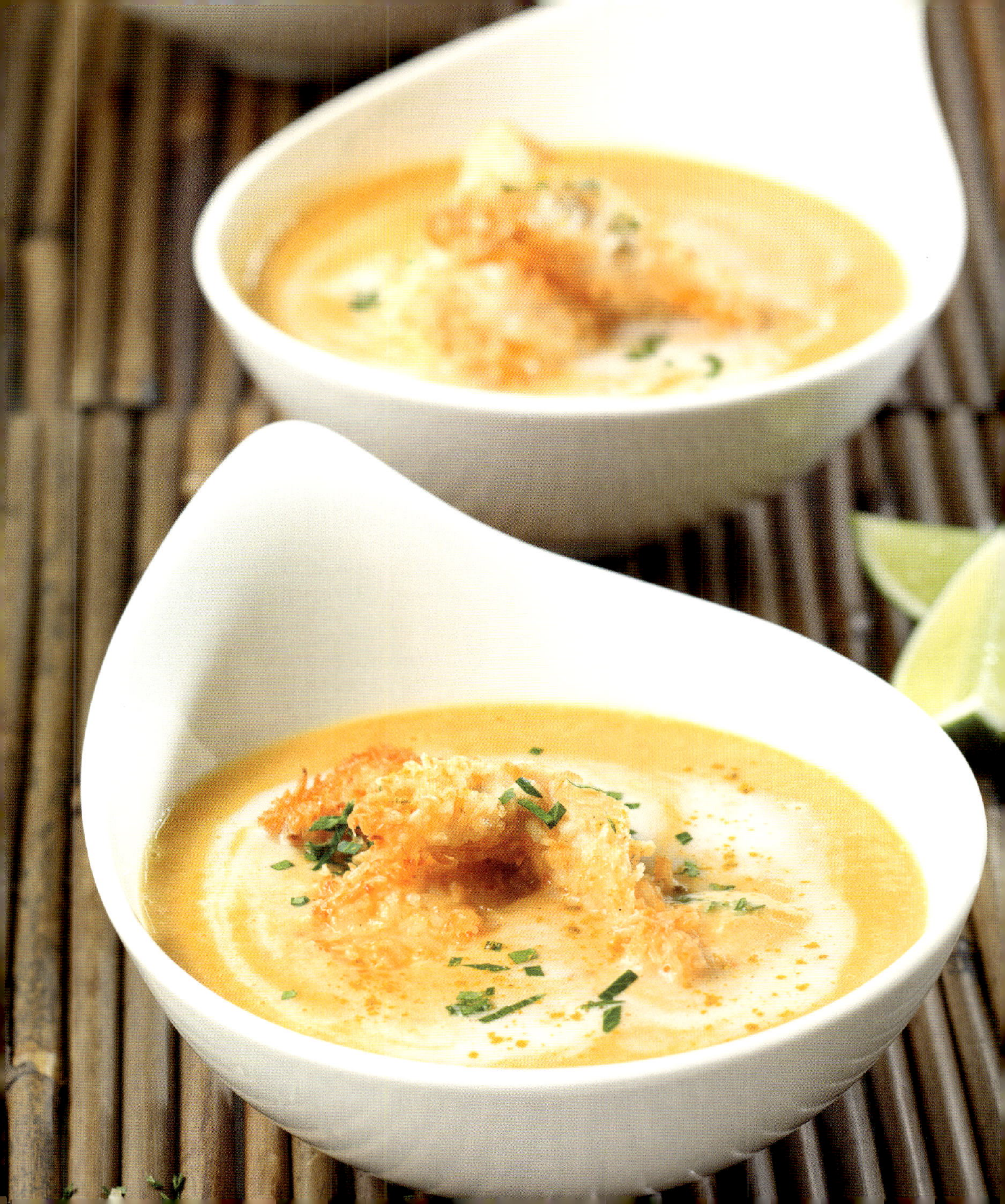

Rote-Bete-Suppe mit Mandeltopping

FÜR 4 PERSONEN

- 2 Zwiebeln
- 1 Knoblauchzehe
- 1 walnussgroßes Stück Ingwer
- 2 EL Olivenöl
- 100 g Knollensellerie
- 200 g Möhren
- 600 ml Gemüsebrühe
- 400 g Rote Bete (vorgekocht)
- 100 ml Sojacreme
- 100 g Mandeln (gemahlen)
- Paprikapulver, Salz und Pfeffer nach Geschmack

1 Portion (400 g): 305 kcal, 9 g Eiweiß (13 E%), 23 g Fett (67 E%), 16 g Kohlenhydrate (20 E%)

01 Zwiebeln, Knoblauch und Ingwer schälen und fein würfeln. Öl in einem Topf erhitzen und die Würfel darin andünsten. Sellerie und Möhren schälen, ebenfalls in 1 cm große Würfel schneiden und mit anschwitzen.

02 Mit Gemüsebrühe auffüllen, das Gemüse ca. 15 Minuten weich kochen.

03 Die Rote Bete in grobe Würfel schneiden und 5 Minuten vor Ende der Garzeit dazugeben. Tipp: Handschuhe (evtl. aus Latex) verwenden, da der Farbstoff der Roten Bete sehr hartnäckig ist.

04 Die Suppe mit einem Stabmixer pürieren und mit Paprika, Salz sowie Pfeffer abschmecken.

05 Die Sojacreme mit den Mandeln verrühren und als Topping auf die servierfertige Suppe geben.

Grüner Linsensalat mit luftgetrocknetem Schinken

FÜR 4 PERSONEN

- 200 g grüne Linsen (getrocknet)
- 400 g Kürbis (geschält gewogen)
- 400 g Knollensellerie
- 1 Bund Frühlingszwiebeln
- 1 Apfel (z. B. Sorte Elstar)
- 1 EL Zitronensaft
- 1 EL Aceto balsamico (dunkel)
- 2 EL Walnussöl
- 150 g luftgetrockneter Schinken (z. B. Parmaschinken oder Serrano)
- Salz und Pfeffer nach Geschmack

1 Portion (445 g): 390 kcal, 25 g Eiweiß (26 E%), 15 g Fett (33 E%), 39 g Kohlenhydrate (41 E%)

01 Linsen unter fließendem Wasser abspülen und in 2 Liter Salzwasser ca. 20 Minuten bissfest kochen. Anschließend abgießen und erkalten lassen.

02 Kürbis und Sellerie schälen und in 3 cm große Würfel schneiden. Ebenfalls in einem Topf mit 2 Liter Salzwasser ca. 5 Minuten kochen und erkalten lassen.

03 Frühlingszwiebeln waschen, putzen und in feine Röllchen schneiden. Den Apfel waschen, vierteln, das Kerngehäuse entfernen und in grobe Stücke schneiden.

04 Für die Marinade den Zitronensaft mit Essig, Walnussöl, Salz und Pfeffer verrühren.

05 Kürbis, Sellerie, Linsen, Frühlingszwiebeln und den Apfel in eine Schüssel geben und vorsichtig mit der Marinade vermengen.

06 Den Salat eine Stunde ziehen lassen.

07 Anschließend den Schinken in Streifen schneiden und auf dem servierfertigen Salat anrichten.

Backofen-Tomaten-Hähnchen mit Schmorschalotten

FÜR 4 PERSONEN

- 600 g Hähnchenbrustfilet
- 20 g Butter
- 4 Frühlingszwiebeln
- 2 grüne Paprika
- 2 Knoblauchzehen
- 500 g passierte Tomaten
- 20 Schalotten (200 g)
- 3 EL Olivenöl
- 5 g Majoran (getrocknet)
- 10 Basilikumblättchen
- Salz und geschroteter Pfeffer nach Geschmack

1 Portion (435 g): 320 kcal, 39 g Eiweiß (49 E%), 13 g Fett (38 E%), 11 g Kohlenhydrate (13 E%)

01 Backofen auf 160° Umluft vorheizen.

02 Die Hähnchenbrustfilets waschen, trocken tupfen und mit Salz und Pfeffer würzen.

03 Eine Auflaufform mit Butter fetten.

04 Frühlingszwiebeln waschen, Wurzelansatz entfernen und in feine Ringe schneiden. Paprika halbieren, von Stiel und Kernen befreien, waschen und in 2 cm große Stücke schneiden. Knoblauch schälen und fein würfeln.

05 Das Gemüse in die gefettete Auflaufform geben und die Hähnchenfilets darauf verteilen. Die passierten Tomaten mit Salz und Pfeffer würzen und anschließend darübergießen.

06 Die Hähnchenfilets ca. 40 Minuten im Ofen (Mitte) garen.

07 Währenddessen die Schalotten schälen, längs halbieren und zusammen mit Olivenöl und Majoran in einem kleinen flachen Topf mit hitzebeständigem Deckel für ca. 20 Minuten zu den Hähnchen geben.

08 Die Hähnchenbrust mit der Tomaten-Gemüse-Sauce und den Schalotten auf Tellern servieren. Die Basilikumblätter als Dekoration anlegen.

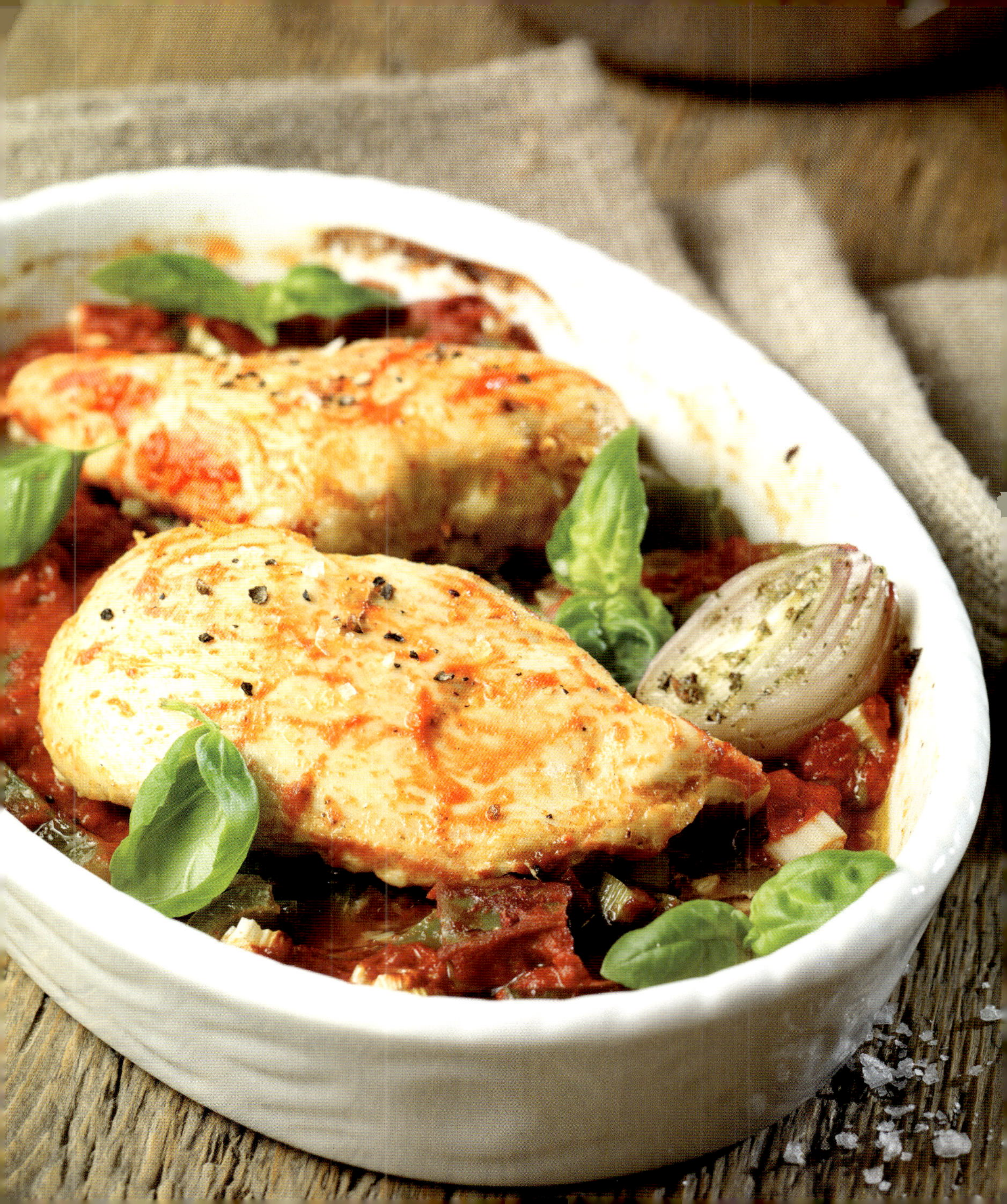

Mariniertes Putenbruststeak am Lemonengrasspieß

FÜR 4 PERSONEN

- 1 frische rote Chilischote
- 25 g frischer Ingwer (ca. 5 cm großes Stück)
- 1 EL Sojasauce
- 1 EL Sesamöl
- 1 EL Honig
- 600 g Putenbrustfilet
- 8 Lemonengrasstängel
- 4 EL Olivenöl
- 400 g Sojasprossen

1 Portion (310 g): 380 kcal, 44 g Eiweiß (46 E%), 15 g Fett (36 E%), 17 g Kohlenhydrate (18 E%)

01 Für die Marinade die Chilischote waschen, längs halbieren und von den Kernen befreien. Ingwer schälen und in feine Würfel schneiden. Chili und Ingwer anschließend mit der Sojasauce, dem Sesamöl und dem Honig verrühren.

02 Die Putenbrust waschen, trocken tupfen und in 5 cm große Scheiben schneiden.

03 Die Lemonengrasstängel säubern und spitz zuschneiden. Die Putenbrustscheiben aufspießen und in die Marinade legen. Gut abgedeckt ca. 2 Stunden im Kühlschrank ziehen lassen.

04 Die Spieße aus der Marinade nehmen und abtropfen lassen.

05 3 EL Öl in einer Pfanne erhitzen und die Lemonengrasspieße von allen Seiten ca. 4–5 Minuten braten.

06 Sojasprossen kurz unter fließendem Wasser abspülen.

07 1 EL Öl in einer weiteren Pfanne erhitzen und die Sojasprossen ca. 1 Minute anbraten, mit der Marinade ablöschen und in etwa 1–2 Minuten köcheln lassen.

08 Die Putenspieße zusammen mit den Sojasprossen in Sauce servieren.

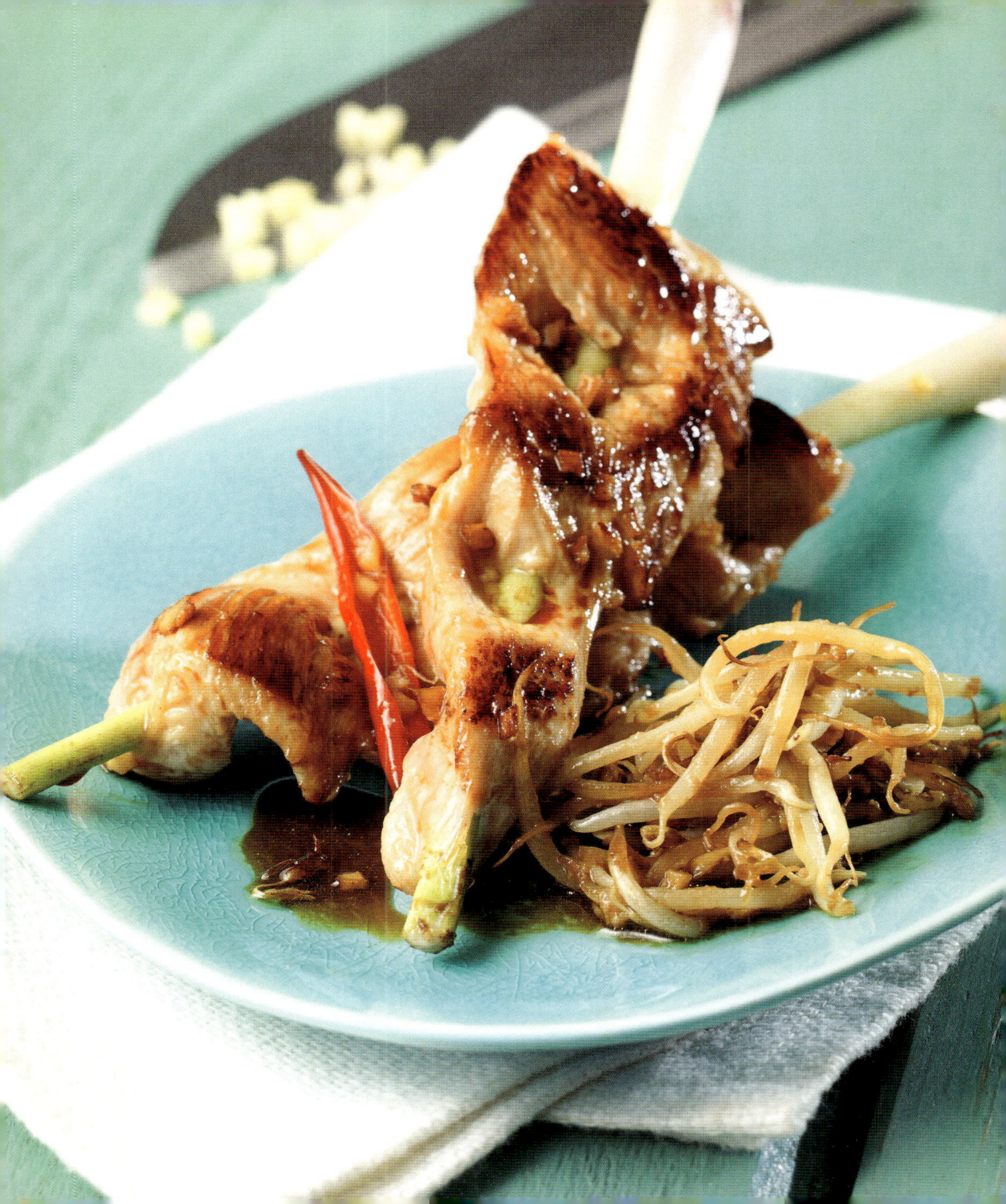

Pikante Muffins mit Rinderhack

FÜR 4 PERSONEN

- 3 gelbe Paprika
- 20 g schwarze Oliven (entsteint)
- 2 rote Zwiebeln
- 250 g frischer Blattspinat
- 50 g Gerstengraupen
- 500 g Rinderhackfleisch
- 100 g Ricotta
- 2 Eier (Größe L)
- Paprikapulver, Salz und Pfeffer nach Geschmack
- 12 Muffinförmchen

1 Portion (415 g): 435 kcal, 37 g Eiweiß (34 E%), 24 g Fett (49 E%), 18 g Kohlenhydrate (17 E%)

01 Backofen auf 180° Umluft vorheizen.

02 Paprika längs halbieren, von Strunk und Kernen befreien, waschen und in feine Würfel schneiden. Oliven abtropfen und vierteln. Zwiebeln schälen und in feine Ringe schneiden.

03 Spinat waschen und in 1 Liter kochendem Salzwasser ca. 1–2 Minuten blanchieren. Anschließend in kaltem Wasser abschrecken und fein hacken.

04 Gerstengraupen in 1,5 Liter kochendem Salzwasser ca. 7–8 Minuten ziehen lassen. Anschließend unter fließendem kaltem Wasser abschrecken und abtropfen lassen.

05 Rinderhackfleisch mit der Paprika, den Oliven, der Zwiebel, dem Ricotta, den Graupen, dem Blattspinat sowie den Eiern gut vermischen und mit Paprikapulver, Salz und Pfeffer würzen.

06 Die Masse auf die Muffinförmchen verteilen und im Ofen (Mitte) ca. 20 Minuten backen.

07 Die Fleischmuffins heiß oder kalt servieren.

Thaicurry mit Schweinefilet und Grünkohl

FÜR 4 PERSONEN

- 600 g Schweinefilet
- 300 g Bambussprossen (Dose)
- 400 g Grünkohl
- 200 g Frühlingszwiebeln (ca. 10 Stängel)
- 40 g Erdnüsse (ohne Schale, geröstet, gesalzen)
- ½ Bund frischer Koriander
- 2 EL Sesamöl
- 1 TL rote Currypaste
- 1 kleine Dose Kokosmilch, leicht (7 % Fett)
- 1 TL Kurkuma
- Salz und Pfeffer nach Geschmack

1 Portion (440 g): 375 kcal, 43 g Eiweiß (46 E%), 18 g Fett (44 E%), 9 g Kohlenhydrate (10 E%)

01 Schweinfilet waschen, trocken tupfen und von den Sehnen befreien. Die Filets in 1 cm dicke Streifen schneiden. Bambussprossen waschen und abtropfen lassen. Grünkohl gründlich waschen, vom Strunk befreien und ebenfalls in feine Streifen schneiden.

02 Frühlingszwiebeln waschen und in feine Ringe schneiden. Erdnüsse fein hacken. Koriander waschen, entstielen und grob hacken.

03 Sesamöl in einem Wok (alternativ Pfanne) erhitzen und die Currypaste darin auflösen. Erdnüsse und Schweinefilets ca. 5 Minuten mit anbraten. Das Fleisch und die Nüsse anschließend aus dem Wok oder der Pfanne nehmen.

04 Die Frühlingszwiebeln im heißen Wok anschwitzen. Danach Grünkohl, Bambussprossen, Koriander sowie Kokosmilch einrühren und ca. 5–6 Minuten anbraten. Daraufhin das Fleisch und die Erdnüsse wieder hinzugeben und das Ganze mit Kurkuma, Salz und Pfeffer würzen.

05 Das Curry in etwa 6–8 Minuten fertig garen und in tiefen Tellern servieren.

Schollenfiletsaltimbocca mit gebratenen Dillgurken

FÜR 4 PERSONEN

- 8 Schollenfilets (ca. 600 g)
- Saft von 1 Zitrone
- 8 Scheiben roher Schinken (ca. 60 g)
- 8 frische Salbeiblätter
- 3 Salatgurken
- 1 Bund frischer Dill
- 4 EL Olivenöl
- Salz und bunter Pfeffer nach Geschmack
- 8 Zahnstocher

1 Portion (535 g): 285 kcal, 32 g Eiweiß (44 E%), 14 g Fett (45 E%), 7 g Kohlenhydrate (10 E%)

01 Schollenfilets waschen, trocken tupfen und mit Salz und buntem Pfeffer würzen. Anschließend mit dem Zitronensaft beträufeln. Die Filets nun jeweils mit einer Scheibe Schinken und einem Salbeiblatt belegen, zusammenklappen und mit einem Zahnstocher fixieren.

02 Gurken schälen, längs halbieren, von den Kernen befreien und in 1 cm dicke Halbmonde schneiden. Dill waschen, von den Stielen befreien und fein hacken.

03 2 EL Öl in einer Pfanne erhitzen, die Schollenfilets darin von jeder Seite ca. 4–5 Minuten anbraten.

04 Das restliche Öl in einer weiteren Pfanne erhitzen, die Gurken ca. 2 Minuten scharf anbraten, den Dill dazugeben und mit Salz und buntem Pfeffer würzen.

05 Die Schollenfilets zum Gurkengemüse in die Pfanne geben und in etwa 3–4 Minuten fertig garen.

06 Die Filets von den Zahnstochern befreien und zusammen mit dem Gurkengemüse servieren.

Seelachs mit Pfirsichconfit

FÜR 4 PERSONEN

- 600 g Seelachsfilet (4 Stück)
- Saft von 1 Limette
- 1 Bund frischer Kerbel
- 1 Knoblauchzehe
- 2 EL Olivenöl
- 4 rote Paprika
- 4 Pfirsiche
- 3 rote Zwiebeln
- 2 EL Rapsöl
- Chilipulver, Salz und Pfeffer nach Geschmack
- 4 Streifen Alufolie

1 Portion (465 g): 360 kcal, 32 g Eiweiß (37 E%), 15 g Fett (38 E%), 23 g Kohlenhydrate (25 E%)

01 Seelachsfilet waschen, trocken tupfen und mit dem Saft einer halben Limette, Salz und Pfeffer marinieren.

02 Backofen auf 180° Umluft vorheizen.

03 Kerbel waschen und von den Stielen befreien. Anschließend den Seelachs im Kerbel wälzen. Knoblauch schälen und in grobe Würfel schneiden.

04 Das Fischfilet mit dem Olivenöl beträufeln, zusammen mit dem Knoblauch in die Alufolienstreifen einpacken.

05 Die Seelachspäckchen im Ofen (Mitte) ca. 10–12 Minuten garen.

06 In der Zwischenzeit die Paprika halbieren, von Strunk und Kernen befreien, waschen und in ca. 2 cm große Stücke schneiden. Die Pfirsiche waschen, entkernen und ebenfalls in 2 cm große Stücke schneiden. Zwiebeln schälen und fein würfeln.

07 Für das Confit das Rapsöl in einer Pfanne erhitzen und die Zwiebeln darin glasig andünsten. Paprika- und Pfirsichstücke dazugeben und ca. 4–5 Minuten anbraten. Das Confit mit dem Saft der zweiten Limettenhälfte, Chilipulver, Salz und Pfeffer abschmecken.

08 Den Seelachs aus der Alufolie nehmen und zusammen mit dem Pfirsichconfit servieren.

Himbeerdessert

FÜR 4 PERSONEN

- 2 Mangos
- 2 Avocados
- 200 g Tofu (natur)
- Saft von 1 Orange
- 50 g Cashewnüsse
- 100 g Himbeeren
- 8 Minzeblättchen
- 4 Gläser zum Anrichten

1 Portion (320 g): 360 kcal, 13 g Eiweiß (15 E%), 23 g Fett (58 E%), 24 g Kohlenhydrate (27 E%)

01 Mangos und Avocados schälen und vom Kern befreien. Tofu abtropfen lassen und grob zerbröckeln. Die Früchte und den Tofu in einem hohen Gefäß mit einem Stabmixer pürieren.

02 Den Orangensaft ebenfalls zu den Früchten und dem Tofu geben und nochmals pürieren.

03 Die Cashewnüsse in einer Pfanne ohne Fett goldbraun anrösten.

04 Die Himbeeren kurz unter fließendem Wasser abbrausen.

05 In einem Glas jeweils schichtweise das Tofu-Frucht-Mousse, die Himbeeren und die Cashewnüsse einfüllen. Die Himbeerdesserts für 30 Minuten in den Kühlschrank stellen.

06 Die Gläser anschließend aus dem Kühlschrank nehmen, mit den Minzeblättern garnieren und servieren.

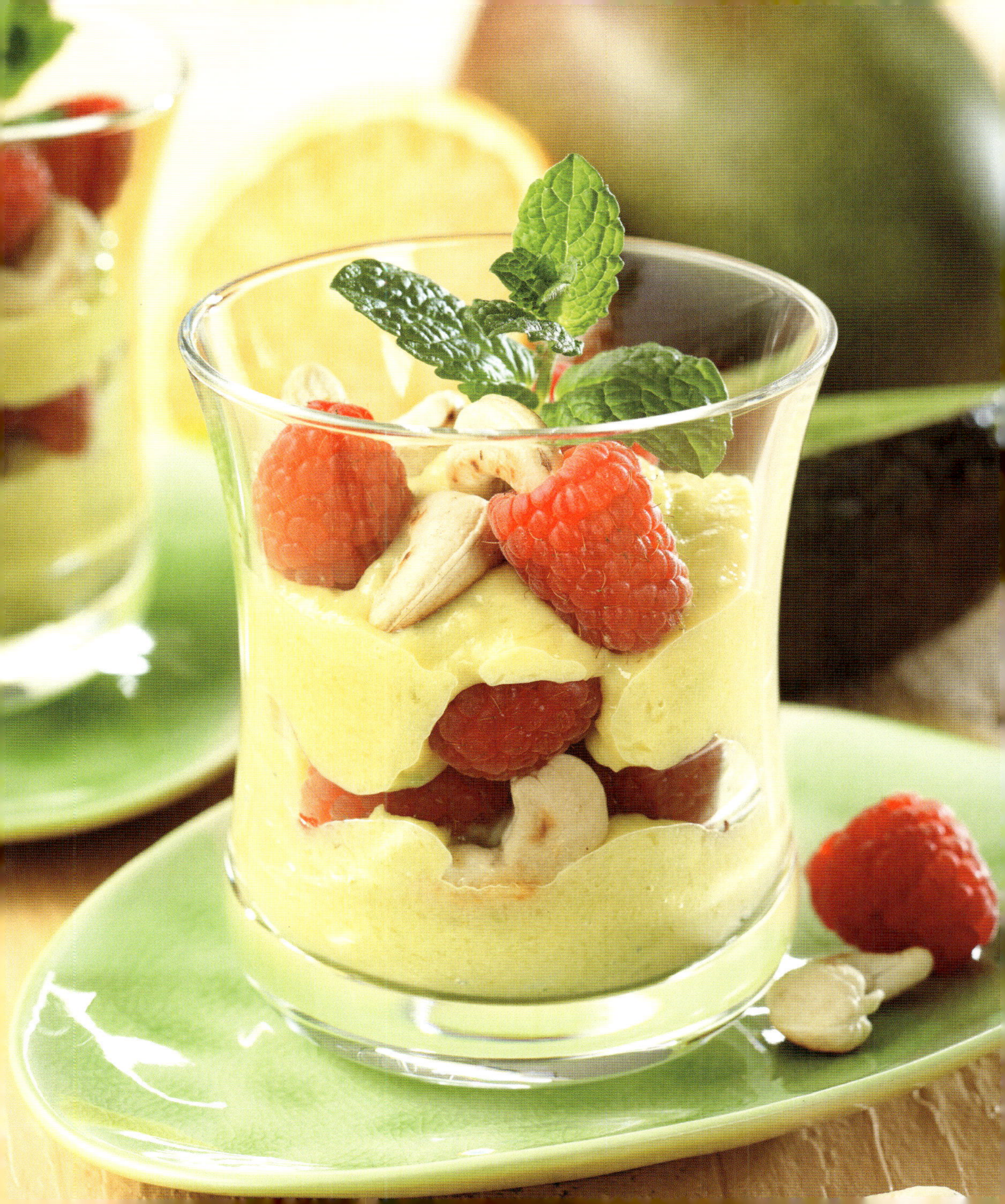

Gebackene Hackfleisch-Käse-Suppe

FÜR 4 PERSONEN

- 3 EL Olivenöl
- 500 g Hackfleisch (gemischt)
- 5 g Oregano (getrocknet)
- 200 g Erbsen (tiefgekühlt)
- 250 g Schmelzkäse (20 % Fett i. Tr.)
- 300 ml Wasser
- 200 ml Sahne
- ½ Bund frische Blattpetersilie
- 250 g Mozzarella
- Paprikapulver, Salz und Pfeffer nach Geschmack

1 Portion (435 g): 760 kcal, 53 g Eiweiß (28 E%), 56 g Fett (66 E%), 12 g Kohlenhydrate (6 E%)

01 Öl in einem backofengeeigneten Topf erhitzen und das Hackfleisch darin ca. 4–5 Minuten anbraten. Mit Oregano, Paprika, Salz und Pfeffer würzen.

02 Backofen auf 180° Umluft vorheizen.

03 Anschließend die Erbsen zum Hackfleisch hinzufügen und weitere 1–2 Minuten mitbraten. Daraufhin den Schmelzkäse einrühren und mit Wasser sowie Sahne aufgießen.

04 Die Suppe nun unter regelmäßigem Umrühren ca. 15 Minuten köcheln lassen.

05 Währenddessen die Petersilie waschen, von den Stielen befreien und fein hacken.

06 Den Mozzarella in dünne Scheiben schneiden und auf die Hackfleischmasse im Topf verteilen. Die Suppe im Ofen (Mitte) ca. 10 Minuten überbacken.

07 Zum Servieren den Topf in die Mitte des Tisches stellen und die Suppe mit der Petersilie bestreuen.

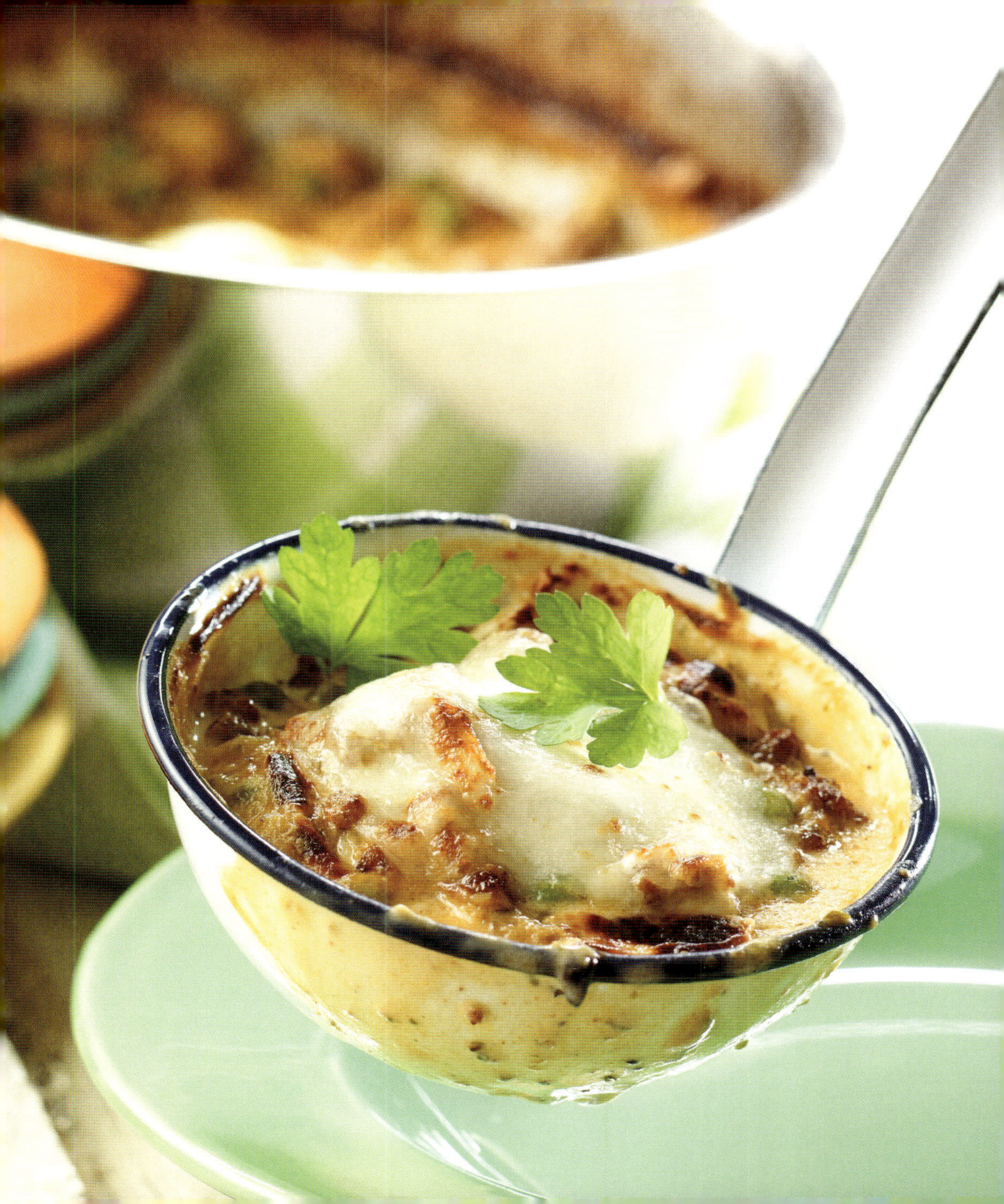

Spinatsüppchen mit Möhrenstreifen

FÜR 4 PERSONEN

- 300 g frischer Spinat
- 2 Zwiebeln
- 3 EL Rapsöl
- 800 ml Gemüsefond
- 3 Möhren
- 20 g Butter
- 200 g Frischkäse (5 % Fett absolut)
- Muskat, Salz und Pfeffer nach Geschmack

1 Portion (415 g): 200 kcal, 9 g Eiweiß (19 E%), 15 g Fett (64 E%), 8 g Kohlenhydrate (17 E%)

01 Spinat waschen und abtropfen lassen. Zwiebeln schälen und in feine Würfel schneiden.

02 Öl in einem Topf erhitzen und die Zwiebeln darin glasig anbraten. Den Spinat dazugeben und ca. 2–3 Minuten andünsten. Anschließend mit Gemüsefond ablöschen und für 5–6 Minuten köcheln lassen.

03 Möhren schälen und in dünne Streifen (Fäden) schneiden. Butter in einer Pfanne erhitzen und die Möhrenstreifen darin für ca. 3–4 Minuten glasig anbraten.

04 Den Frischkäse zum Spinat geben und mit einem Stabmixer pürieren. Mit Muskat, Salz und Pfeffer abschmecken.

05 Das Spinatsüppchen zusammen mit den Möhrenstreifen in tiefen Tellern servieren.

Pikanter Bulgur-Rhabarber-Salat

FÜR 4 PERSONEN

- 2 EL Olivenöl
- 100 g Bulgur
- 800 ml Gemüsebrühe
- 600 g Rhabarber
- 1 Bund Frühlingszwiebeln
- 3 grüne Paprika
- 125 g Mozzarella-Perlen
- 4 EL Aceto balsamico (hell)
- ½ Bund frischer Salbei
- Salz und Pfeffer nach Geschmack

1 Portion (575 g): 265 kcal, 10 g Eiweiß (16 E%), 11 g Fett (39 E%), 29 g Kohlenhydrate (45 E%)

01 Öl in einer Pfanne erhitzen und den Bulgur darin ca. 3–4 Minuten anbraten und mit Gemüsebrühe ablöschen. Den Bulgur anschließend ca. 15 Minuten leicht köcheln und quellen lassen.

02 In der Zwischenzeit den Rhabarber waschen, schälen und in 5 cm lange Stücke schneiden. Frühlingszwiebeln waschen, Wurzeln entfernen und in feine Röllchen schneiden. Die Paprika halbieren, von Strunk und Kernen befreien, waschen und in 1 cm große Würfel schneiden.

03 Den Rhabarber ca. 3–4 Minuten vor Ende der Garzeit des Bulgurs dazugeben und anschließend erkalten lassen.

04 Frühlingszwiebeln, Paprikawürfel und Mozzarella-Perlen in den Bulgur-Rhabarber-Salat mischen und mit Balsamicoessig, Salz und Pfeffer marinieren.

05 Den Salbei waschen, entstielen und in feine Streifen schneiden.

06 Den Bulgur-Rhabarber-Salat in tiefen Tellern anrichten, mit den Salbeistreifen bestreuen und servieren.

Schichtgemüse im griechischen Stil

FÜR 4 PERSONEN

- 500 g Aubergine
- 500 g Weißkohl
- 125 g Mozzarella
- 200 g Feta
- 100 g grüne Paprika (geschält, in Öl)
- 2 EL Olivenöl
- 50 g schwarze Oliven (entsteint)
- 1 Bund frischer Basilikum
- 150 g Crème fraîche
- gemahlener Kümmel, Salz und Pfeffer nach Geschmack

1 Portion (415 g): 405 kcal, 16 g Eiweiß (17 E%), 31 g Fett (69 E%), 14 g Kohlenhydrate (14 E%)

01 Auberginen waschen, Enden kappen und in ca. 1 cm dicke Scheiben schneiden. Weißkohl halbieren, vom Strunk befreien, in feine Streifen schneiden und waschen.

02 Backofen auf 160° Umluft vorheizen

03 Mozzarella und Feta ebenfalls in 1 cm dicke Scheiben schneiden. Die Paprika in einem Sieb abtropfen lassen und in feine Streifen schneiden.

04 Eine Auflaufform mit Olivenöl einfetten, die Auberginenscheiben hineinlegen und mit Salz und Pfeffer würzen. Den Mozzarella, den Feta, die Paprikastreifen und die Oliven darauf verteilen. Abschließend mit den Weißkohlstreifen bedecken.

05 Den Basilikum entstielen, in feine Streifen schneiden und in die Crème fraîche einrühren. Mit Kümmel, Salz und Pfeffer würzen.

06 Die Crème-fraîche-Masse auf dem Schichtgemüse verteilen und im Ofen (Mitte) ca. 20 Minuten backen.

07 Den Auflauf in Stücke schneiden und in tiefen Tellern servieren.

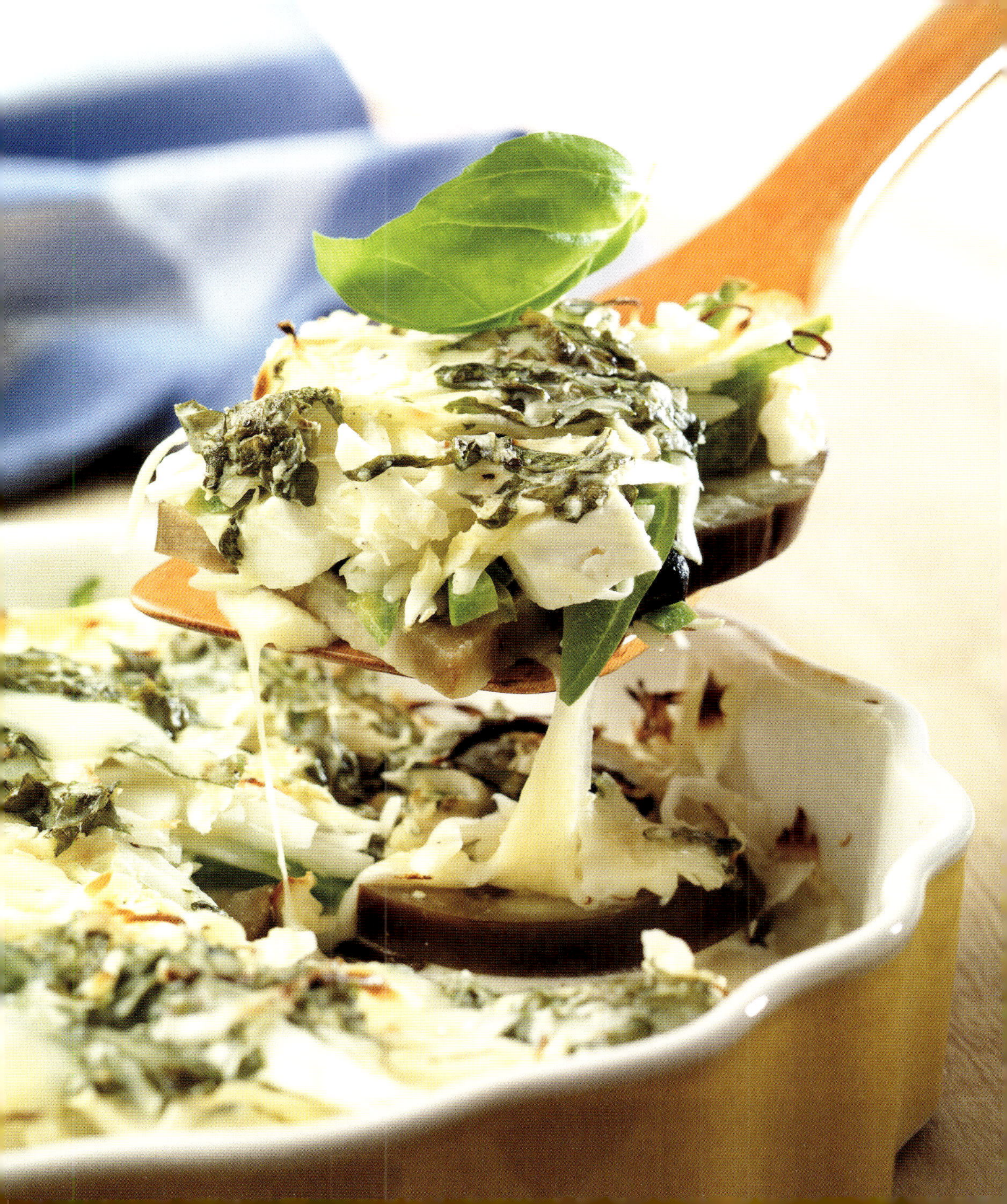

Gemüsestäbchen mit Räucherlachsfrischkäse

FÜR 4 PERSONEN

- 1 Bund frischer Dill
- 250 g Frischkäse (5 % Fett absolut)
- 1 TL Meerrettich (Glas)
- Saft einer ½ Zitrone
- 1 EL Walnussöl
- 150 g geräucherter Lachs
- 3 Salatgurken
- 4 Möhren
- 8 Radieschen
- Salz und Pfeffer nach Geschmack

1 Portion (545 g): 205 kcal, 19 g Eiweiß (38 E%), 7 g Fett (31 E%), 16 g Kohlenhydrate (31 E%)

01 Dill waschen, entstielen und fein hacken.

02 Frischkäse mit Meerrettich, Dill, Zitronensaft und Walnussöl verrühren.

03 Den Lachs in feine Würfel schneiden und ebenfalls unter die Frischkäsemasse rühren. Mit Salz und Pfeffer abschmecken.

04 Gurken und Möhren waschen, schälen in ca. 10 cm lange und 1 cm dicke Stäbchen schneiden. Radieschen vom Kraut befreien und waschen.

05 Die Gemüsestäbchen und die Radieschen zusammen mit dem Räucherlachsfrischkäse servieren.

Bachforelle im Nusskleid

FÜR 4 PERSONEN

- 100 g Butter
- 4 Bachforellenfilets (à 200 g)
- 50 g Erdnüsse (gesalzen)
- 50 g Kürbiskerne
- 2 Grapefruits
- 30 g Grieß
- 5 g Thymian (getrocknet)
- Salz und Pfeffer nach Geschmack

1 Portion (385 g): 640 kcal, 51 g Eiweiß (32 E%), 40 g Fett (57 E%), 17 g Kohlenhydrate (11 E%)

01 Die Butter in einer Schüssel auf Zimmertemperatur erwärmen.

02 Backofen auf 160° Umluft vorheizen.

03 Forellenfilets unter kaltem Wasser abspülen, trocken tupfen und auf ein mit Backpapier ausgelegtes Backblech legen.

04 Erdnüsse und Kürbiskerne fein hacken.

05 Die Grapefruits wie folgt filetieren: Die beiden Kappen oben und unten abschneiden bis das Fruchtfleisch zu sehen ist. Mit einem scharfen Filetiermesser zwischen Schale und Fruchtfleisch ansetzen und von oben leicht rund nach unten schneiden, bis das Fruchtfleisch von der Schale und dem weißen Fruchtkörper befreit ist. Die Filets werden nun mit dem Messer links und rechts der Zwischenhäute bis zur Mitte aus der Grapefruit herausgeschnitten. Den Saft auffangen, beiseitestellen und die Filets in ein Schüsselchen geben.

06 Butter, Erdnüsse, Kürbiskerne, Grieß, 2 EL Grapefruitsaft, Thymian, Salz und Pfeffer mithilfe eines Handrührgeräts verrühren.

07 Die Fischfilets salzen, die Nussmasse daraufstreichen und anschließend im Ofen (Mitte) ca. 12 Minuten backen.

08 Die Bachforelle im Nusskleid zusammen mit den Grapefruitfilets servieren.

Asiatische Gemüse-Fleisch-Pfanne

FÜR 4 PERSONEN

- 50 g Roggenkörner
- 10 g Sesam
- 1 Stück frischer Ingwer (ca. 20 g)
- 200 g Weißkohl
- 300 g Brokkoli
- 500 g Schweineschnitzel
- 2 EL Sojasauce
- 5 EL Rapsöl
- 250 g Sojasprossen
- ½ Bund frischer Koriander
- Salz und Pfeffer nach Geschmack

1 Portion (420 g): 375 kcal, 38 g Eiweiß (41 E%), 18 g Fett (42 E%), 16 g Kohlenhydrate (17 E%)

01 Roggenkörner waschen und in ¼ Liter Salzwasser in einem Topf ca. 20–25 Minuten gar kochen.

02 In der Zwischenzeit den Sesam in einer Pfanne ohne Fett ca. 2–3 Minuten anrösten.

03 Ingwer schälen und in feine Würfel schneiden. Weißkohl halbieren, vom Strunk befreien und in feine Streifen hobeln. Brokkoli in kleinere Röschen teilen und waschen.

04 Die Schnitzel waschen, trocken tupfen und in 1 cm dünne Streifen schneiden.

05 Die Sojasauce mit den Ingwerwürfelchen vermischen und die Schweinefleischstreifen darin 2–3 Minuten marinieren.

06 3 EL Öl in einem Wok (alternativ Pfanne) erhitzen und das Fleisch darin ca. 4–5 Minuten von allen Seiten anbraten. Das Fleisch anschließend aus der Pfanne nehmen und beiseitestellen.

07 In derselben Pfanne 2 EL Öl erhitzen und den Weißkohl und den Brokkoli ca. 5–6 Minuten anbraten. Das Schweinefleisch dazugeben und mit Salz und Pfeffer würzen.

08 Den Roggen abgießen und in der Fleischpfanne unterheben. Die Sojasprossen waschen, trocken schütteln und dazugeben. Mit Salz und Pfeffer abschmecken.

09 Koriander waschen, die Blätter klein zupfen und zusammen mit dem Sesam über die Gemüse-Fleisch-Pfanne streuen und servieren.

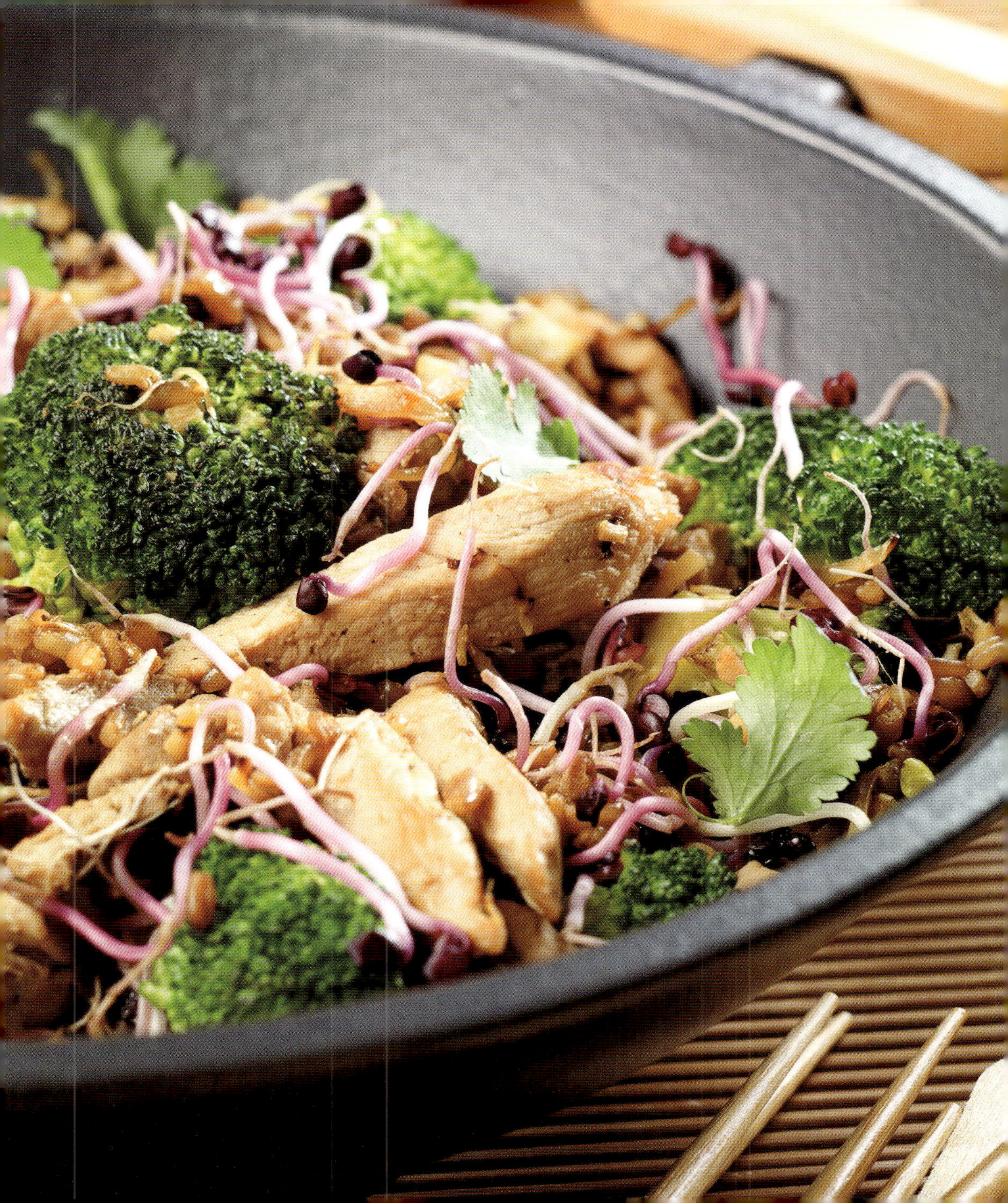

Geflügelcocktail mit Römersalat

FÜR 4 PERSONEN

- 4 Hähnchenkeulen (à 200 g)
- 3 EL Olivenöl
- 250 g grüne Erbsen (tiefgekühlt)
- 250 g Mandarinen (Dose, ungezuckert)
- 50 g Mayonnaise
- 50 g Schmand
- 1 TL Currypulver
- 5 g Thymian (getrocknet)
- 3 Köpfe Römersalat
- Salz und Pfeffer nach Geschmack

1 Portion (485 g): 650 kcal, 44 g Eiweiß (27 E%), 45 g Fett (62 E%), 17 g Kohlenhydrate (11 E%)

01 Die Hähnchenkeulen waschen, trocken tupfen und mit Salz und Pfeffer würzen.

02 Öl in einer Pfanne erhitzen und die Hähnchenkeulen darin von beiden Seiten ca. 10–12 Minuten braten, bis sie eine knusprige Kruste haben. Anschließend erkalten lassen.

03 Erbsen in einem Topf mit Salzwasser ca. 6–8 Minuten kochen. Danach unter fließend kaltem Wasser abschrecken und abgießen.

04 Die Mandarinen in ein Sieb gießen, den Saft auffangen.

05 Die Keulen vom Knochen sowie den Sehnen befreien und daraufhin in kleine Stückchen schneiden.

06 Das Hühnerfleisch mit Mayonnaise, Schmand, Erbsen und Mandarinen vermengen, anschließend mit Curry, Thymian, Salz und Pfeffer abschmecken. Den Mandarinensaft je nach gewünschter Konsistenz zum Geflügelsalat hinzufügen.

07 Den Römersalat vom Strunk befreien, waschen und in Blätter teilen. Die Römersalatblätter dekorativ an dem Geflügelsalat anrichten und servieren.

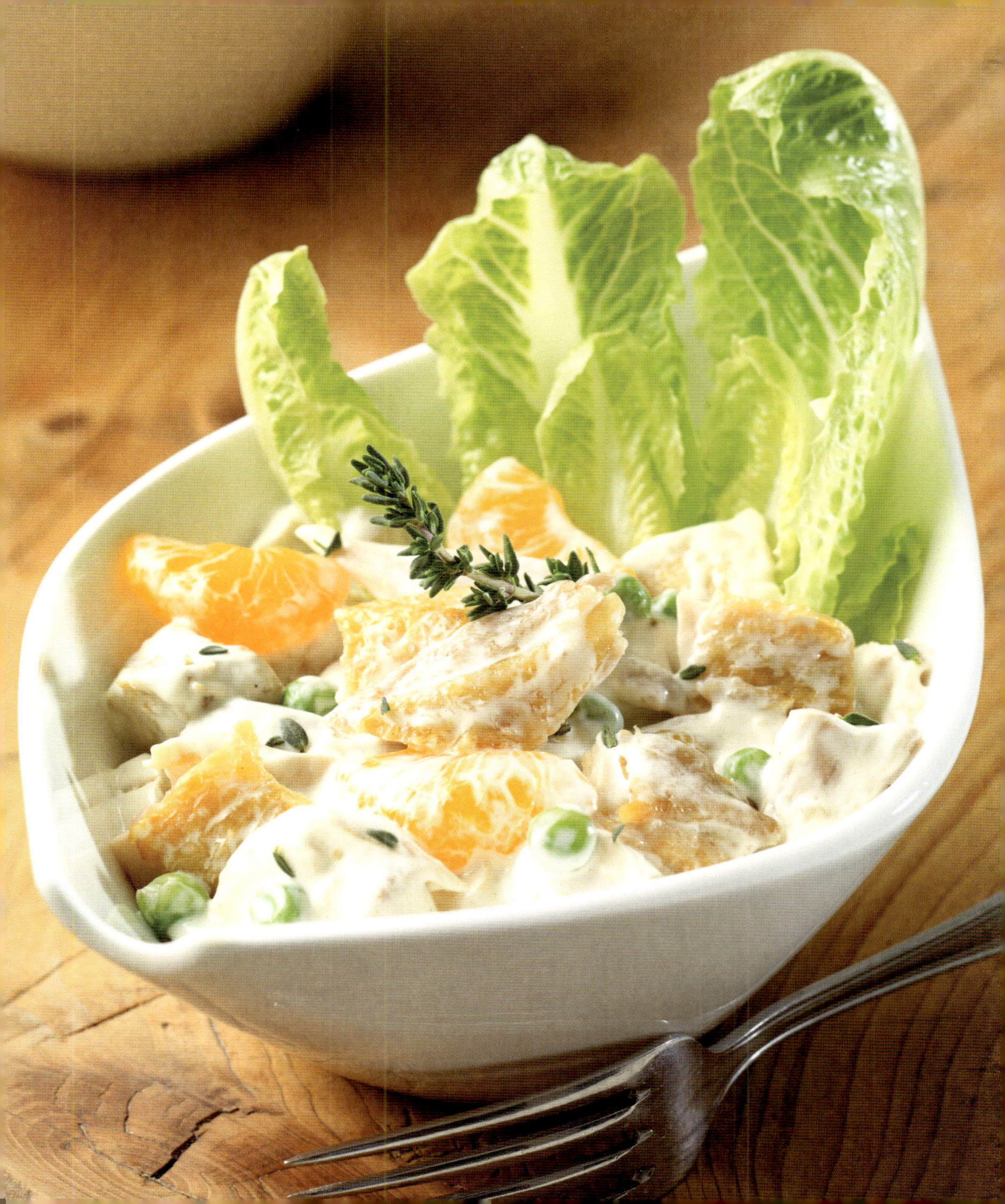

Fenchel-Schinken-Rolle

FÜR 4 PERSONEN

- 500 g Fenchel (3 Knollen)
- 300 g Gouda (30 % Fett i. Tr.)
- 6 Eier (Größe L)
- 250 g Frischkäse (Rahmstufe)
- 300 g Kochschinken (in Scheiben)
- Salz und Pfeffer nach Geschmack
- Alufolie

1 Portion (430 g): 590 kcal, 61 g Eiweiß (42 E%), 36 g Fett (53 E%), 7 g Kohlenhydrate (5 E%)

01 Fenchel putzen, vom Strunk befreien, in dünne Streifen schneiden und diese in reichlich Salzwasser ca. 6–8 Minuten kochen. Anschließend abgießen und unter fließend kaltem Wasser abkühlen.

02 Backofen auf 180° Umluft vorheizen.

03 Den Gouda fein raspeln.

04 Eier verquirlen, unter den Fenchel mischen und mit Salz und Pfeffer würzen. Die Fenchel-Eier-Mischung auf einem mit Backpapier ausgelegten Backblech glatt streichen und mit dem Gouda bestreuen.

05 Die Fenchelmasse im Ofen (Mitte) ca. 15 Minuten goldbraun backen und anschließend etwa 10 Minuten auskühlen lassen.

06 Die Fenchelplatte nun mit Frischkäse bestreichen und mit dem Kochschinken belegen. Die gebackene und belegte Eier-Käse-Masse anschließend von der breiten Seite des Backbleches ausgehend aufrollen, mit einer Aluminiumfolie umwickeln und mind. 5 Stunden im Kühlschrank kühl stellen.

07 Die Rolle in ca. 3–4 cm dicke Scheiben schneiden, auf einem Teller anrichten und servieren.

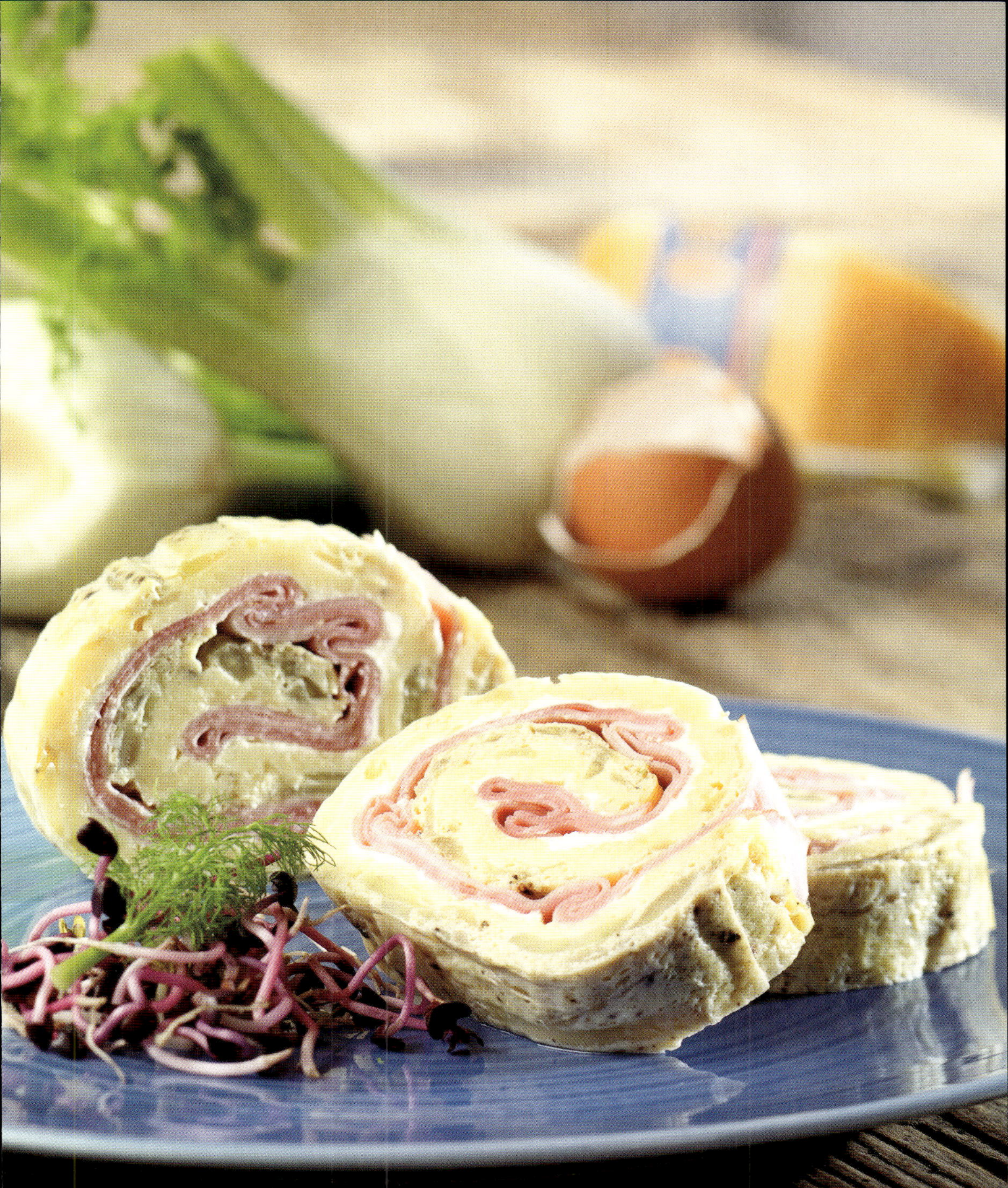

Zitronen-Quark-Mousse mit Aprikosensauce

FÜR 4 PERSONEN

- 3 Blätter Gelatine
- 6 EL Wasser
- 1 Ei (Größe L)
- 250 g Magerquark
- Saft einer ½ Zitrone
- 250 ml Wasser (für Wasserbad)
- 250 g frische Aprikosen
- ¼ Bund frische Minze
- 50 ml Wasser

1 Portion (180 g): 105 kcal, 12 g Eiweiß (49 E%), 2 g Fett (16 E%), 9 g Kohlenhydrate (35 E%)

01 Gelatine in kaltem Wasser ca. 2 Minuten einweichen, ausdrücken und in eine Schüssel geben.

02 Eiweiß vom Dotter trennen. Eiweiß steif schlagen und beiseitestellen.

03 Den Quark mit dem Zitronensaft verrühren.

04 Einen Topf mit Wasser aufkochen und als Wasserbad herrichten.

05 Die Gelatine in der Schüssel über dem Wasserbad gut auflösen und anschließend nach und nach in den Quark einrühren. Den Eischnee dazugeben und langsam untermengen. Das Quarkmousse für 1 Stunde im Kühlschrank kalt stellen.

06 In der Zwischenzeit die Aprikosen schälen, halbieren und entkernen. Die Minze waschen und die Blätter abzupfen. Die Aprikosen und die Hälfte der Minze mit dem Wasser vermischen und mit einem Stabmixer pürieren.

07 Die Aprikosensauce in tiefe Teller geben, das Mousse mit einem Esslöffel in Nocken abstechen und auf dem Aprikosenspiegel anrichten.

08 Vor dem Servieren das Mousse mit der restlichen Minze dekorieren.

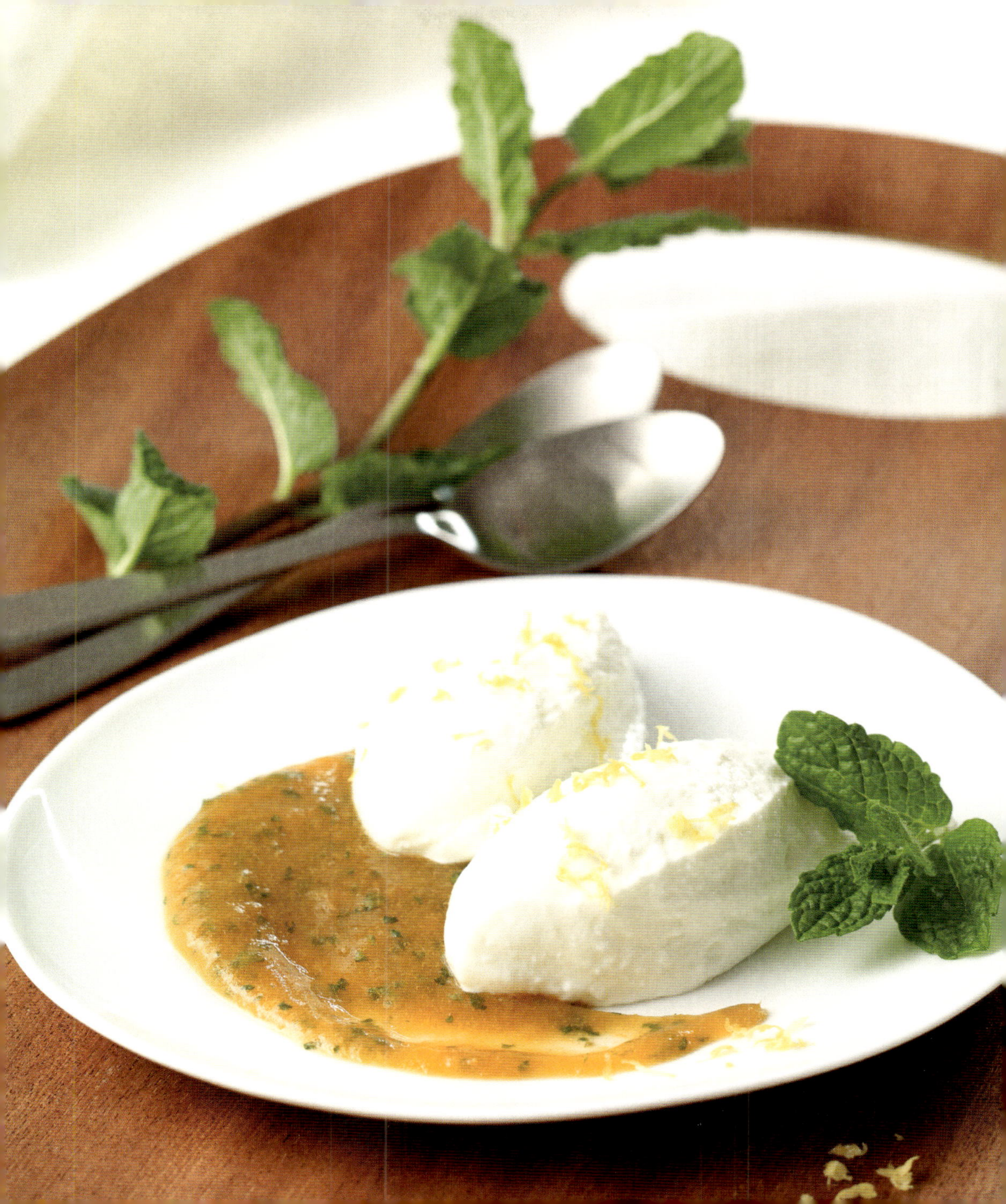

Kalte Gurkensuppe mit Kräutergarnelen

FÜR 4 PERSONEN

- ½ Bund frischer Dill
- 2 EL Olivenöl
- ½ TL Paprikapulver (edelsüß)
- 250 g Garnelen (küchenfertig)
- 3 Salatgurken
- 1 Bund frischer Basilikum
- 400 g Schmand
- Saft von 1 Zitrone
- 1 Msp. Chilipulver
- 2 EL Rapsöl
- Salz und Pfeffer nach Geschmack

1 Portion (530 g): 485 kcal, 17 g Eiweiß (14 E%), 42 g Fett (78 E%), 10 g Kohlenhydrate (8 E%)

01 Dill waschen, von den Stielen befreien und fein hacken. Dill mit Olivenöl und Paprikapulver verrühren und die Garnelen damit marinieren.

02 Gurken schälen, längs halbieren und mit einem Löffel entkernen. Die Gurkenhälften in grobe Stücke schneiden.

03 Basilikum waschen und entstielen. Einige Blätter zur Dekoration beiseitelegen, den Rest grob schneiden.

04 Gurkenstücke mit Basilikum und Schmand in einem Mixer (oder Stabmixer) pürieren. Anschließend mit Zitronensaft, Chili, Salz und Pfeffer würzen.

05 Rapsöl in einer Pfanne erhitzen und die Garnelen darin ca. 12 Minuten anbraten.

06 Die Suppe in tiefen Tellern anrichten, die Garnelen hineingeben, mit Basilikum bestreuen und servieren.

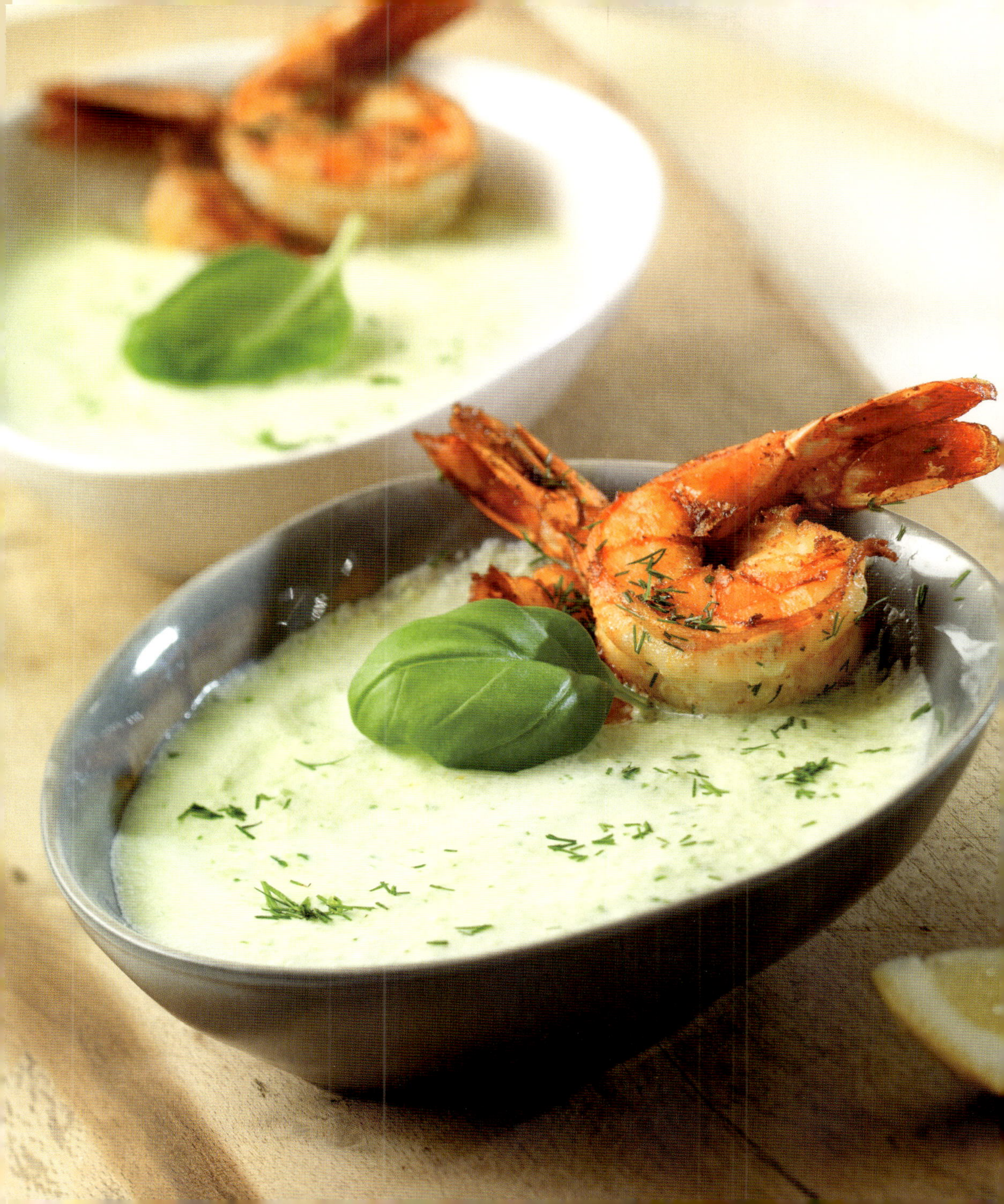

Kohlrabisüppchen mit Zuckerschotenstreifen

FÜR 4 PERSONEN

- 2 Zwiebeln
- 4 Kohlrabi
- 50 g Butter
- 400 ml Gemüsebrühe (glutenfrei)
- 300 ml Sahne
- 200 g Zuckerschoten
- 2 EL Olivenöl
- Muskat, Salz und Pfeffer nach Geschmack

1 Portion (360 g): 425 kcal, 6 g Eiweiß (6 E%), 40 g Fett (82 E%), 12 g Kohlenhydrate (12 E%)

01 Zwiebeln schälen und in feine Streifen schneiden. Kohlrabi putzen, schälen und ebenfalls in feine Scheiben schneiden.

02 Butter in einem Topf erhitzen und die Zwiebeln darin bei geringer Hitze ca. 2–3 Minuten glasig andünsten. Den Kohlrabi dazugeben und weitere 2–3 Minuten braten. Anschließend mit Muskat, Salz und Pfeffer würzen.

03 Den angedünsteten Kohlrabi mit Gemüsebrühe und Sahne ablöschen und zugedeckt bei geringer Hitze ca. 15–20 Minuten köcheln lassen.

04 Die Zuckerschoten putzen (Enden abbrechen und Mittelfaden ziehen) und schräg in hauchdünne Streifen schneiden.

05 Öl in einer Pfanne erhitzen, die Zuckerschotenstreifen darin ca. 1–2 Minuten anbraten und mit Salz und Pfeffer würzen.

06 Die Suppe mit einem Stabmixer pürieren und nochmals nachwürzen.

07 Die Kohlrabisuppe in tiefe Teller füllen, die Zuckerschoten als Topping daraufgeben und servieren.

Pikanter roter Linsensalat mit gebratenen Lauchstreifen

FÜR 4 PERSONEN

- 200 g rote Linsen (getrocknet)
- 200 g Friséesalat
- 5 Tomaten
- 3 Schalotten
- ½ Bund krause Petersilie
- 2 gelbe Paprika
- 4 EL Weinessig
- 4 EL Rapsöl
- 1 TL Honig
- 1 Stange Lauch (Porree)
- 1 EL Chilifäden (getrocknet)
- Salz und Pfeffer nach Geschmack

1 Portion (420 g): 315 kcal, 16 g Eiweiß (21 E%), 11 g Fett (33 E%), 36 g Kohlenhydrate (46 E%)

01 Linsen waschen und in 1 Liter kochendem Wasser zugedeckt bei geringer Hitze 20 Minuten garen. Anschließend das restliche Wasser abgießen, die Linsen abtropfen und abkühlen lassen.

02 Den Friséesalat putzen, waschen und vorsichtig trocken schleudern. Tomaten waschen, vom Strunk befreien und fein würfeln. Schalotten schälen und fein würfeln. Petersilie waschen, trocken schütteln und grob hacken. Paprika halbieren, vom Strunk und Kernhaus befreien, waschen und in feine Würfelchen schneiden.

03 Für die Vinaigrette den Weinessig mit 2 EL Öl, Honig, Schalottenwürfeln, Petersilie, Salz und Pfeffer in einem hohen Gefäß mit einem Stabmixer pürieren.

04 Die Linsen mit dem Friséesalat, Tomaten und Paprika in einer Schüssel mischen, die Vinaigrette darüber geben und ggf. mit Salz und Pfeffer nachwürzen.

05 Den Lauch längs halbieren, waschen und in feine Halbmonde schneiden. 2 EL Öl in einer Pfanne erhitzen und den Lauch ca. 2–3 Minuten anbraten und mit Chilifäden würzen.

06 Den Linsensalat zusammen mit den Lauchstreifen servieren.

Toscanasalat

FÜR 4 PERSONEN

- 3 rote Zwiebeln
- 1 Salatgurke
- 5 Fleischtomaten
- 2 Paprika (gelb, grün)
- 1 Bund frische Blattpetersilie
- 100 g schwarze Oliven (entsteint)
- 2 EL Aceto balsamico (dunkel)
- 5 EL Olivenöl
- Saft von 1 Zitrone
- 100 g Parmesan
- 250 g Mozzarella
- Salz und Pfeffer nach Geschmack

1 Portion (470 g): 490 kcal, 22 g Eiweiß (19 E%), 38 g Fett (70 E%), 13 g Kohlenhydrate (11 E%)

01 Zwiebeln schälen, halbieren und in feine Streifen schneiden. Gurke schälen, längs halbieren und in 1 cm dicke Halbmonde schneiden. Tomaten waschen, vom Strunk befreien und in grobe Würfel schneiden. Paprika halbieren, entkernen, waschen und ebenfalls in grobe Würfel schneiden. Petersilie waschen, entstielen und klein zupfen.

02 Oliven abtropfen und vierteln. Oliven mit den Zwiebeln, der Gurke, den Paprika und den Tomaten mischen. Den Salat mit Balsamicoessig, 2 EL Öl, Zitronensaft, Salz und Pfeffer marinieren.

03 Parmesan grob hobeln, Mozzarella in dünne Scheiben schneiden.

04 Die Mozzarellascheiben auf jedem Teller kreisförmig auf den Tellerrand legen. Den Toscanasalat in die Mitte geben, mit der Petersilie und dem Parmesan bestreuen.

05 Den Salat vor dem Servieren mit 3 EL Olivenöl beträufeln.

Selleriegratin mit Schafskäse

FÜR 4 PERSONEN

- 600 g Sellerie (ca. 2 Knollen)
- 300 g Zucchini
- 250 g Schafskäse
- 2 Knoblauchzehen
- 5 g Oregano (getrocknet)
- 250 g stückige Tomaten (Dose)
- 100 g Schmand
- ½ Bund frischer Basilikum
- Muskat, Salz und Pfeffer nach Geschmack

1 Portion (380 g): 305 kcal, 15 g Eiweiß (20 E%), 24 g Fett (69 E%), 8 g Kohlenhydrate (11 E%)

01 Sellerie waschen, vom Blütenansatz befreien und in reichlich Salzwasser ca. 10–12 Minuten kochen. Anschließend in kaltem Wasser abschrecken.

02 Zucchini waschen, die Enden abschneiden und längs in ca. 1 cm dicke Scheiben schneiden. Den Schafskäse ebenfalls in 1 cm dicke Scheiben schneiden.

03 Knoblauch schälen, fein würfeln und zusammen mit dem Oregano, einer Prise Salz und etwas Pfeffer in die stückigen Tomaten einrühren.

04 Backofen auf 180° Umluft vorheizen.

05 Sellerie schälen und in 1 cm dicke Scheiben schneiden.

06 In einer Auflaufform jeweils eine Schicht Sellerie, eine Schicht Zucchini, eine Schicht stückige Tomaten und eine Schicht Schafskäse abwechselnd in die Form geben. Dabei jede Schicht mit Muskat, Salz und Pfeffer würzen, die abschließende Schicht mit Schmand bestreichen.

07 Das Gratin im Ofen (Mitte) ca. 15–20 Minuten überbacken.

08 In der Zwischenzeit den Basilikum waschen und die Blätter abzupfen.

09 Das Gratin in Stücke teilen, mit Basilikum garnieren und servieren.

Gedünstetes Asiahähnchen im Sesam-Kokos-Mantel

FÜR 4 PERSONEN

- 2 Zwiebeln
- 1 Knoblauchzehe
- ¼ Knolle frischer Ingwer
- 50 g Kokosraspel
- 50 g Sesam
- 600 g Hähnchenbrustfilet
- 600 g frischer Blattspinat
- 2 EL Sesamöl
- 200 ml Kokosmilch
- 50 g Crème fraîche
- Kurkuma, Salz und Pfeffer nach Geschmack

1 Portion (410 g): 420 kcal, 44 g Eiweiß (42 E%), 25 g Fett (52 E%), 6 g Kohlenhydrate (6 E%)

01 Zwiebeln, Knoblauch und Ingwer schälen und fein würfeln.

02 Kokosraspel zusammen mit dem Sesam in einer heißen Pfanne ohne Fett goldbraun anrösten.

03 Die Hähnchenbrust waschen, trocken tupfen und mit Kurkuma und Salz würzen. Das Fleisch anschließend in der Kokos-Sesam-Mischung wälzen und die Panade gut andrücken.

04 Einen Topf mit Dämpfeinsatz zur Hälfte mit Wasser füllen und dieses zum Kochen bringen. Tipp: Wenn Sie keinen Topf mit Dämpfeinsatz haben, können Sie auch ein Sieb nehmen, welches über den Topf passt. Wichtig ist ein Deckel.

05 Die Hähnchenbrust zugedeckt über dem kochenden Wasser ca. 10–12 Minuten dämpfen.

06 In der Zwischenzeit den Spinat waschen und entstielen. Öl in einer Pfanne erhitzen, Zwiebeln, Knoblauch und Ingwer darin ca. 1–2 Minuten anbraten. Den Spinat hinzufügen und weitere 3–4 Minuten anschwitzen. Das Ganze mit Kokosmilch ablöschen und mit Salz und Pfeffer würzen. Die Crème fraîche kurz vor dem Servieren untermischen.

07 Die Hähnchenbrüste auf dem Spinat anrichten, etwas Fond des Spinats darüberträufeln und servieren.

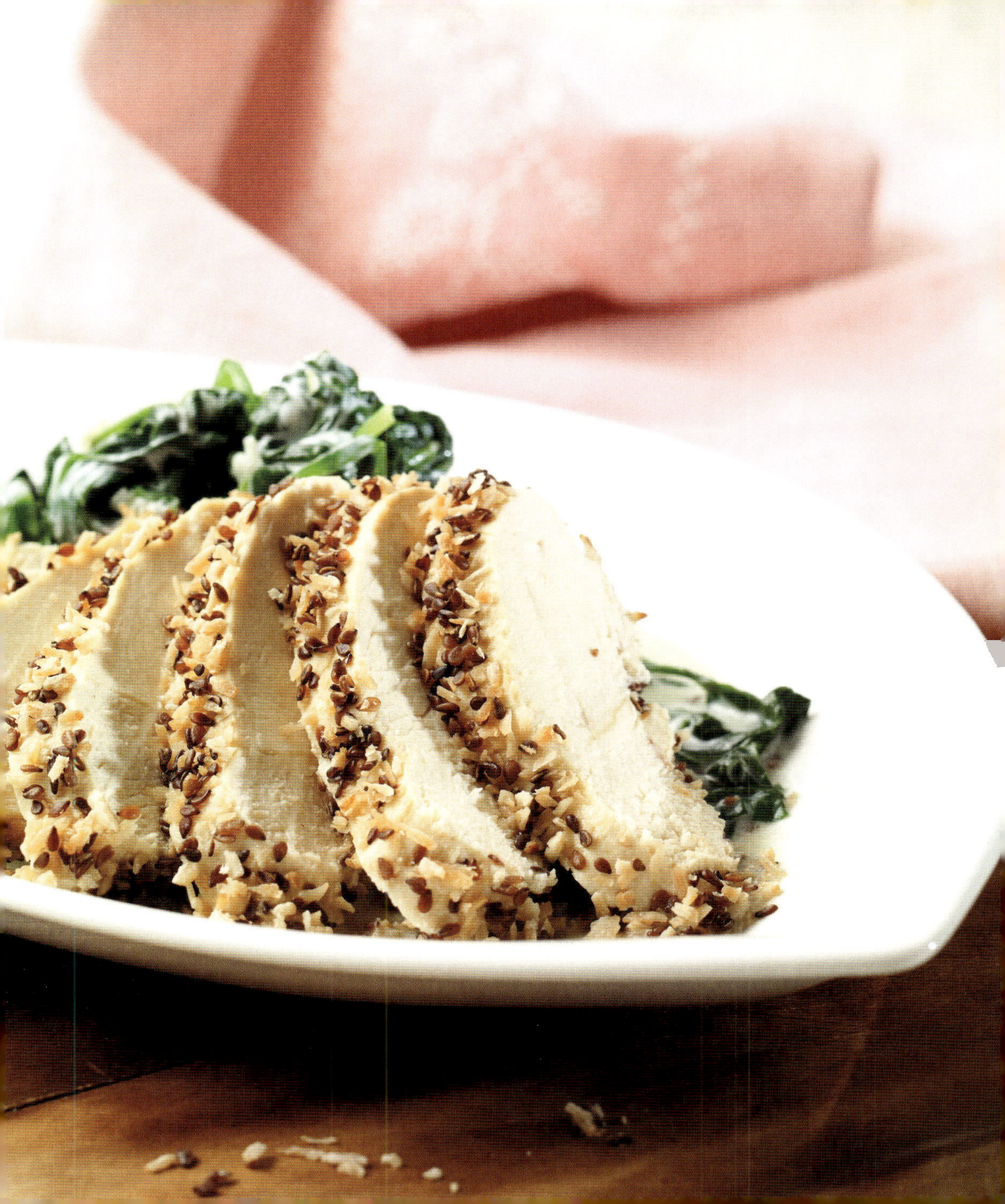

Rindersteakstreifen mit Pfifferling-Rucola-Salat

FÜR 4 PERSONEN

- 300 g Rucola
- 400 g Pfifferlinge
- 1 Bund Frühlingszwiebeln
- 5 EL Olivenöl
- 50 g Cashewkerne
- 1 EL Aceto balsamico (hell)
- 1 EL Honig
- 2 EL Wasser
- 4 Rumpsteaks (à 180 g)
- 3 Thymianzweige
- grobes Meersalz und Pfeffer nach Geschmack

1 Portion (430 g): 490 kcal, 48 g Eiweiß (40 E%), 28 g Fett (50 E%), 12 g Kohlenhydrate (10 E%)

01 Rucola verlesen, waschen und abtropfen lassen. Pfifferlinge kurz waschen und vierteln. Frühlingszwiebeln waschen, vom Wurzelwerk befreien und in feine Röllchen schneiden.

02 2 EL Öl in einer Pfanne erhitzen und die Pfifferlinge darin ca. 2–3 Minuten scharf anbraten.

03 Cashewkerne in einer weiteren Pfanne ohne Fett hellbraun rösten. Anschließend aus der Pfanne nehmen und beiseitestellen.

04 Balsamicoessig mit 1 EL Öl, Honig, Wasser, Salz sowie Pfeffer verrühren und die Pfifferlinge darin ca. 10 Minuten marinieren.

05 Währenddessen die Rindersteaks waschen, trocken tupfen und in 1 cm dicke Streifen schneiden. Anschließend mit grobem Meersalz und Pfeffer würzen.

06 2 EL Öl in der Pfanne, in der zuvor die Cashewkerne angeröstet wurden, erhitzen und die Steakstreifen zusammen mit den Thymianzweigen von allen Seiten ca. 6–8 Minuten braten.

07 Die Steakstreifen mit dem Rucola, den Frühlingszwiebeln und den Cashewkernen unter die Pfifferlinge heben und servieren.

08 Vor dem Servieren nochmals mit Meersalz und Pfeffer würzen.

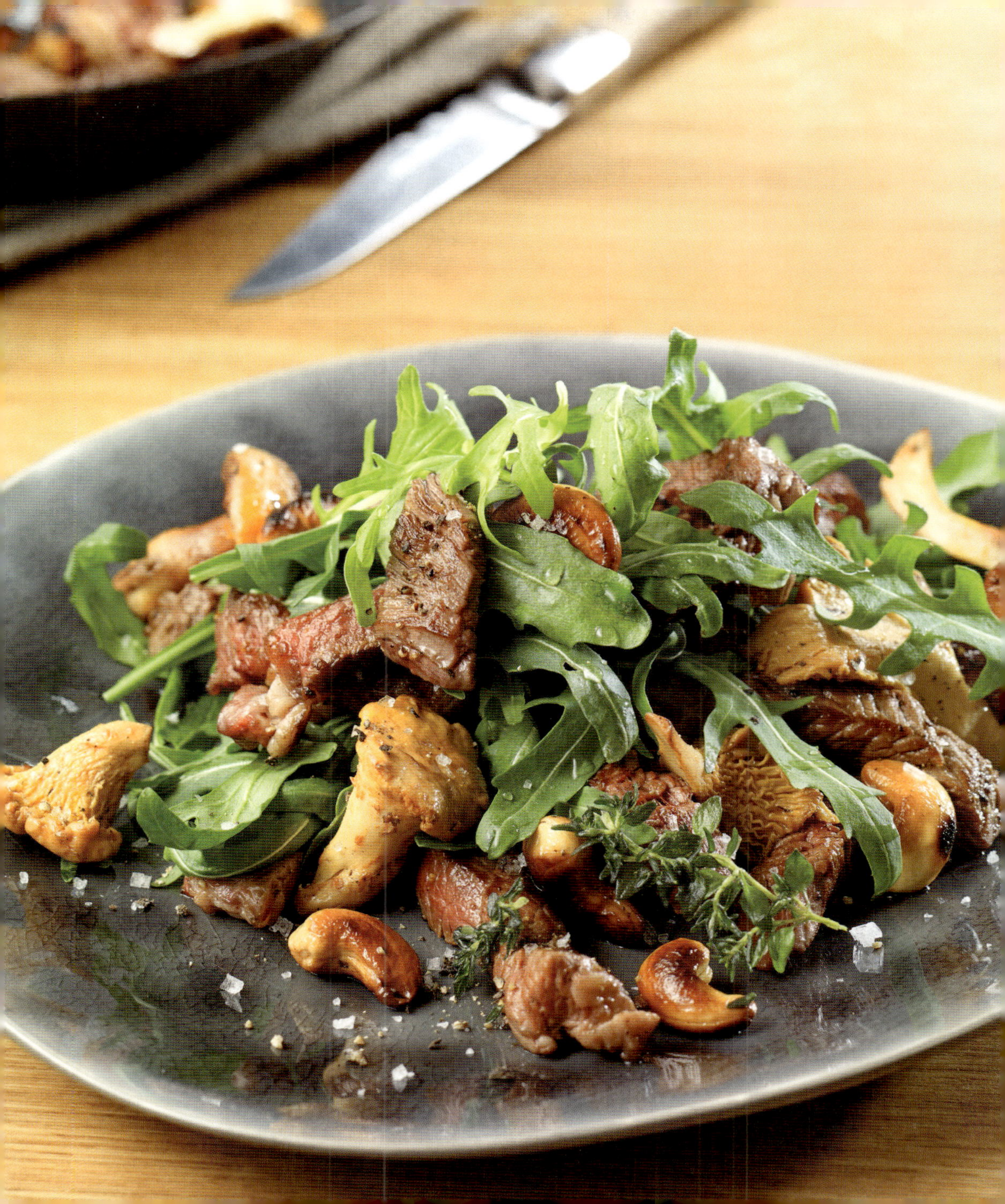

Seelachsfilet mit Dill-Meerrettich-Gurken

FÜR 4 PERSONEN

- ½ Bund frischer Dill
- 3 Schalotten
- 3 Salatgurken
- 1 frische rote Chilischote
- 600 g Seelachsfilet
- Saft von 1 Limette
- 5 EL Olivenöl
- 150 g Crème fraîche
- 50 g Meerrettich (Glas, glutenfrei)
- Salz und Pfeffer nach Geschmack

1 Portion (530 g): 430 kcal, 32 g Eiweiß (30 E%), 29 g Fett (60 E%), 11 g Kohlenhydrate (10 E%)

01 Dill waschen und fein hacken. Schalotten schälen und fein würfeln. Gurken schälen, längs halbieren und in 1 cm dicke Halbmonde schneiden. Chilischote waschen, entkernen und in feine Streifen schneiden.

02 Das Seelachsfilet waschen, trocken tupfen, mit Limettensaft beträufeln und mit Salz, Pfeffer würzen.

03 3 EL Öl in einer Pfanne erhitzen und den Seelachs darin von beiden Seiten ca. 6–8 Minuten braten.

04 Restliches Öl in einer weiteren Pfanne erhitzen und die Schalotten ca. 1–2 Minuten darin anbraten. Gurken dazugeben und weitere 3–4 Minuten mitbraten. Anschließend die Chilistreifen, Dill, Crème fraîche sowie Meerrettich hinzufügen und unterrühren. Mit etwas Salz und Pfeffer würzen.

05 Den gebratenen Seelachs auf dem Gurkengemüse anrichten und servieren.

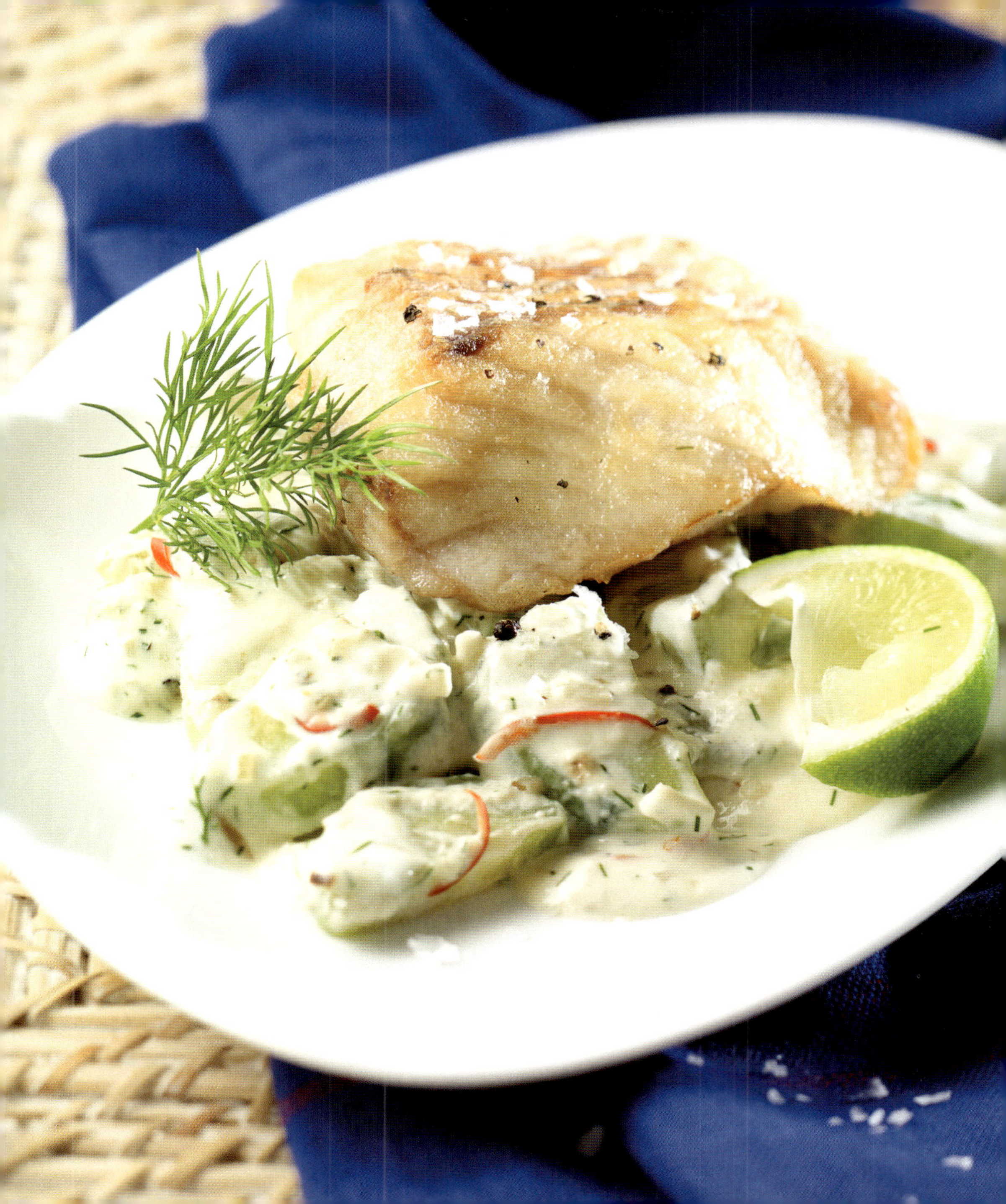

Kräuterschweinefilet mit gebackenen Bohnen

FÜR 4 PERSONEN

- ½ Bund frischer Rosmarin
- ½ Bund frischer Oregano
- ½ Bund frische Blattpetersilie
- ½ Bund frischer Thymian
- 3 EL grob gemahlener Pfeffer
- 6 EL Olivenöl
- 1 Zwiebel
- 800 g Schweinefilet
- 850 g Kidneybohnen (Dose)
- 150 g Camembert
- Salz und weißer Pfeffer nach Geschmack

1 Portion (490 g): 690 kcal, 72 g Eiweiß (43 E%), 29 g Fett (37 E%), 35 g Kohlenhydrate (20 E%)

01 Rosmarin, Oregano, Petersilie und Thymian jeweils waschen, entstielen und grob hacken. Die Kräuter mit dem grob gemahlenen Pfeffer und 2 EL Olivenöl mischen.

02 Zwiebel schälen und fein würfeln.

03 Backofen auf 180° Umluft vorheizen.

04 Das Schweinefilet waschen, trocken tupfen, von Sehnen befreien und in kleine Medaillons schneiden.

05 Bohnen abtropfen lassen. 2 EL Öl in einer backofengeeigneten Pfanne erhitzen und die Bohnen zusammen mit den Zwiebelwürfeln ca. 4–5 Minuten anbraten. Mit Salz und Pfeffer würzen. Den Camembert in dünne Scheiben schneiden und damit die Bohnen belegen.

06 Die Bohnen im Ofen (Mitte) ca. 8–10 Minuten überbacken.

07 In der Zwischenzeit die Schweinemedaillons rundherum salzen, mit den klein gehackten Kräutern panieren und diese gut andrücken.

08 2 EL Öl in einer weiteren Pfanne erhitzen und die Filets bei geringer Hitze ca. 5–6 Minuten braten.

09 Die gebackenen Bohnen zusammen mit den Kräuterfilets servieren.

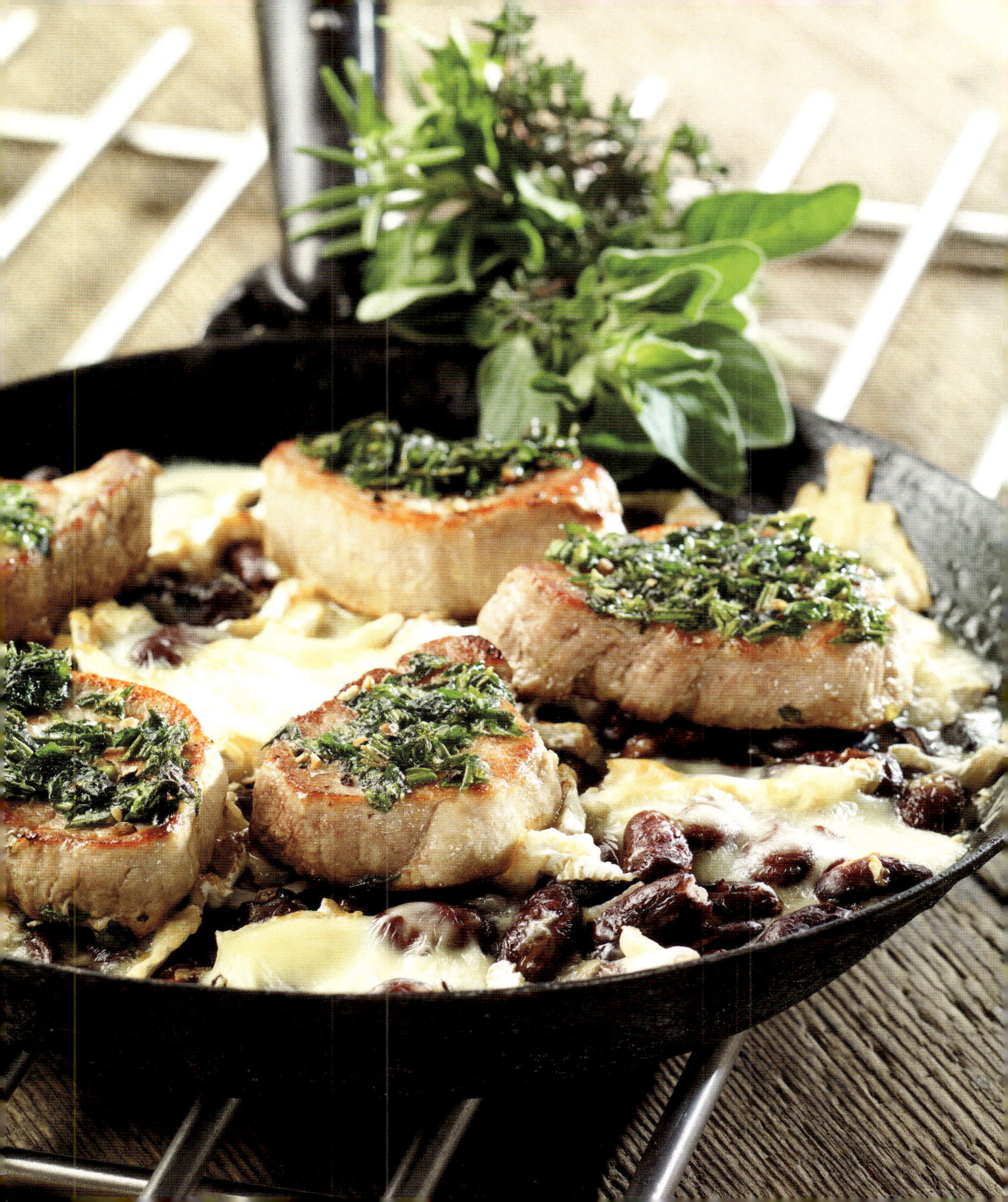

Avocadocreme mit Minz-Apfel

FÜR 4 PERSONEN

- **50 g Mandelblättchen**
- **¼ Bund frische Minze**
- **3 Äpfel (z.B. Boskop)**
- **1 Prise Salz**
- **1 EL Honig**
- **2 reife Avocado**
- **100 g Magerquark**
- **50 ml Sahne**

1 Portion (260 g): 345 kcal, 9 g Eiweiß (10 E%), 25 g Fett (64 E%), 22 g Kohlenhydrate (26 E%)

01 Mandeln in einer heißen Pfanne ohne Fett goldgelb anrösten.

02 Minze waschen, trocken schütteln, von den Stielen befreien und grob hacken.

03 Äpfel schälen, vierteln, entkernen und grob würfeln. Die Apfelwürfel in eine Schüssel geben und mit Minze, Salz und Honig abschmecken.

04 Für die Avocadocreme die Avocados längs halbieren, entsteinen und das Fruchtfleisch aus der Schale löffeln. Die Avocado anschließend zusammen mit dem Quark in einem hohen Gefäß mit dem Stabmixer pürieren.

05 Die Sahne steif schlagen und unter die Avocadomasse heben.

06 Die Avocadocreme abwechselnd mit dem Minz-Apfel in Gläser füllen, abschließend mit den Mandelblättchen bestreuen und servieren.

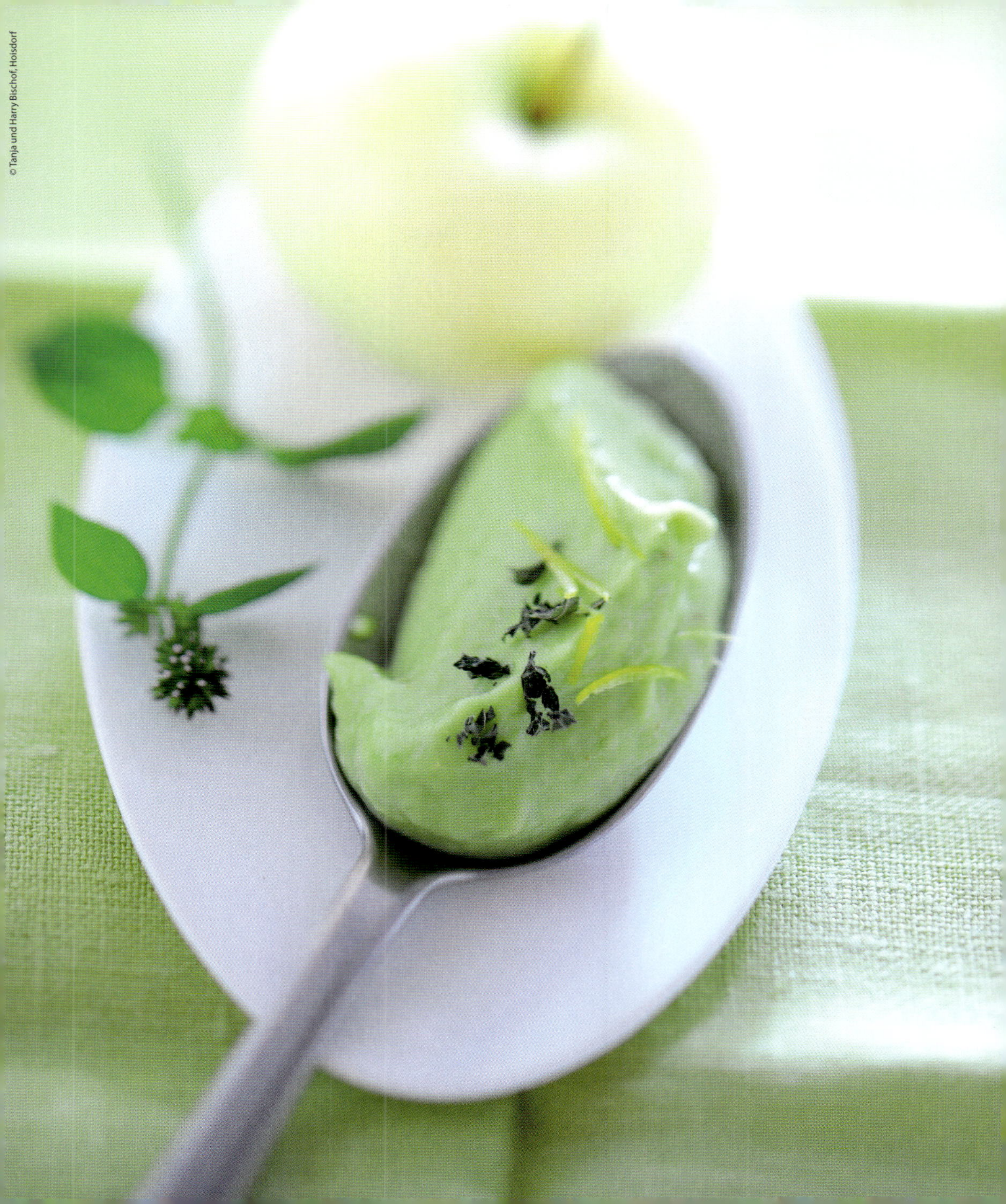

Impressum

Redaktion: systemed Verlag, Lünen
systemed GmbH, Kastanienstr. 10, 44534 Lünen
Lektorat: Andra Knauer, Karben

Fotografie: Studio Reiner Schmitz, München
www.fotolia.com (wo angegeben)

Umschlaggestaltung: Hauptmann & Kompanie Werbeagentur, Zürich
Satz: A flock of sheep, Lübeck
Druck: Druckerei Uhl, Radolfzell
ISBN: 978-3-942772-74-7

1. Auflage

systemed verlag

LOGI® DAS ORIGINAL BEI SYSTEMED